W0262876

102

Anaesthesiology and Resuscitation
Anaesthesiologie und Wiederbelebung
Anesthésiologie et Réanimation

Editors:

R. Frey, Mainz · F. Kern, St. Gallen
O. Mayrhofer, Wien

Managing Editor: H. Bergmann, Linz

Herrn Professor Dr. med., Dr. med. h. c., Dr. med. h. c.

ERNST DERRA

in Verehrung und Dankbarkeit zum 75. Geburtstag

VORWORT

Die Coronarinsuffizienz ist die häufigste Ursache, die das Risiko einer Narkose und Operation erhöht.

Durch die Überalterung der Bevölkerung und durch die Fortschritte der operativen Medizin und der Anaesthesiologie ist die Zahl der Patienten mit Coronarinsuffizienz im operativen Krankengut außerordentlich angestiegen. Auch die Zahl der coronarchirurgischen Operationen wird sich weiter stark erhöhen.

Diese Aktualität der Coronarinsuffizienz gab den Anlaß, in einem Kreis von Physiologen, Kardiologen, Kardiochirurgen und Anaesthesiologen neue Informationen und Erfahrungen zu diskutieren.

Nach Grundlagenreferaten über die Pathophysiologie und die allgemeinen anaesthesiologischen Probleme bei der Coronarinsuffizienz wurden im zweiten Teil in einer Podiumsdiskussion mit Anaesthesisten der großen Herzzentren aktuelle Probleme und neue Verfahren der Anaesthesie bei der Coronarchirurgie ausführlich diskutiert. Es folgte ein Kolloquium mit Vorträgen über die Therapie des postoperativen Herzversagens, wobei insbesondere die intraaortale Gegenpulsation besprochen wurde.

Bei dem vorgelegten Bericht über die Referate und die ausführliche Diskussion wird erhofft, daß die anregende Atmosphäre der informativen Streitgespräche trotz der unvermeidlichen redaktionellen Überarbeitung noch erkennbar ist.

Den Bemühungen der Referenten aus den verschiedenen Fachgebieten und der Teilnehmer der Podiumsgespräche und der Diskussionen ist der Erfolg dieses Workshops zu verdanken.

Wenn die Diskussionen und der Bericht über diesen Workshop dazu beitragen können, bei der Narkose von Patienten mit Coronarinsuffizienz Risiken, Komplikationen und Todesfälle zu verhüten, dann haben sie ihren Zweck erfüllt.

Düsseldorf, im August 1976   Martin Zindler

INHALTSVERZEICHNIS

ARNDT, J. O., Prof. Dr., Abteilung für experimentelle Anaesthe-
    siologie der Universität, Düsseldorf
BERGMANN, H., Prof. Dr., Institut für Anaesthesiologie, Allg.
    öffentl. Krankenhaus, Linz/Österreich
BOHUSZEWICZ, von U., Dr., Deutsches Herzzentrum, München
CORSSEN, G., Prof. Dr., Dept. of Anesthesiology, School of
    Medicine, University of Alabama, Birmingham/USA
DEHNEN, H., Dr., Institut für Anaesthesiologie der Universität,
    Düsseldorf
EBERLEIN, H.-J., Prof. Dr., Institut für Anaesthesiologie,
    Klinikum Westend der Freien Universität, Berlin
GATTIKER, R., Prof. Dr., Institut für Anaesthesiologie der
    Universität Zürich, Kantonspital, Zürich/Schweiz
GRÖGLER, F., Dr., Chirurgische Klinik der Medizinischen Hoch-
    schule, Hannover
HAIDER, W., PD. Dr., Institut für Anaesthesiologie der Uni-
    versität, Wien/Österreich
HELLBERG, K., Dr., Klinik für Thorax und Herz-Gefäßchirurgie
    der Universität, Göttingen
HEMPELMANN, G., PD. Dr., Institut für Anaesthesiologie der Medi-
    zinischen Hochschule, Hannover
KARLIZCEK, G., PD. Dr., Institut für Anaesthesiologie der Medi-
    zinischen Hochschule, Hannover
KETTLER, D., Prof. Dr., Institut für Anaesthesiologie der Uni-
    versität, Göttingen
KLÄSS, G., Dr., Physiologisches Institut I der Universität,
    Göttingen
KONTOKOLLIAS, J., Dr., Institut für Anaesthesiologie der Uni-
    versität, Göttingen
KRAUSS, X. H., Dr., Kardiologie, Academisch Ziekenhuis Dijkzigt,
    Rotterdam/Niederlande
KREUZER, D., Prof. Dr., Abteilung für Kardiologie des Kathari-
    nenhospitals, Stuttgart
LENNARTZ, H., Prof. Dr., Institut für Anaesthesiologie der Uni-
    versität, Düsseldorf
LIST, W. F., Prof. Dr., Institut für Anaesthesiologie der Uni-
    versität, Graz/Österreich
LOCHNER, W., Prof. Dr., Physiologisches Institut I der Univer-
    sität, Düsseldorf
LOOGEN, Prof. Dr., I. Medizinische Klinik B der Universtität,
    Düsseldorf
MEIER, W., PD. Dr., Chirurgische Klinik A der Universität,
    Zürich, Kantonspital, Zürich/Schweiz
NADJMABADI, M. H., Dr., Institut für Anaesthesiologie der Uni-
    versität Düsseldorf

PASCH, T., PD. Dr., Abteilung für Anaesthesiologie der Univer-
sität Erlangen-Nürnberg, Erlangen
PATSCHKE, D., PD. Dr., Institut für Anaesthesiologie, Klinikum
Westend der Freien Universität, Berlin
PIEPENBROCK, S., Dr., Institut für Anaesthesiologie der Medizi-
nischen Hochschule, Hannover
PURSCHKE, R., PD. Dr., Institut für Anaesthesiologie der Uni-
versität, Düsseldorf
REGENSBURGER, D., PD. Dr., Klinik für Thorax- und Herz-Gefäß-
chirurgie der Universität, Göttingen
RÜGHEIMER, E., Prof. Dr., Abteilung für Anaesthesiologie der
Universität Erlangen-Nürnberg, Erlangen
SONNTAG, H., Prof. Dr., Institut für Anaesthesiologie der Uni-
versität, Göttingen
SPILLER, P., Dr., I. Medizinische Klinik B der Universität,
Düsseldorf
TURINA, M., PD. Dr., Chirurgische Klinik A der Universität
Zürich, Kantonspital, Zürich/Schweiz
VIVIE, de E. R., PD. Dr., Klinik für Thorax- und Herz-Gefäß-
chirurgie der Universität, Göttingen
ZINDLER, M., Prof. Dr., Institut für Anaesthesiologie der Uni-
versität, Düsseldorf

Danksagung

Unser besonderer Dank gilt den Firmen BAYER (Leverkusen), BEIERS-
DORF (Hamburg), C. H. BOEHRINGER SOHN (Ingelheim), BOEHRINGER
(Mannheim), DEUTSCHE ABBOTT (Ingelheim), EDWARDS LABORATORIES
(München), FARBWERKE HOECHST (Frankfurt/Main), DR. FRESENIUS
(Bad Homburg), GEBR. GIULINI (Ludwigshafen/Rhein), HARTMANN &
BRAUN (Frankfurt/Main), I.C.I.-PHARMA (Plankstadt), C. H. F.
MÜLLER (Hamburg), A. NATTERMANN (Köln), PARKE-DAVIS (München)
und REWAMED (Fürth), die durch ihre großzügige Unterstützung die-
sen Workshop und den vorhergehenden über "Neue Methoden zur kon-
tinuierlichen Überwachung der Herz-Kreislauffunktion" (Thieme
1976) ermöglicht haben.

Für die wertvolle Hilfe bei der Organisationsarbeit danken die
Herausgeber Frau ADAMEK, für die mühevolle Übertragung der Ton-
bandaufnahmen Frau HAGER und für das Schreiben der Manuskripte
Frau STASCHINSKI und Frau KÄSTNER.

Dem Springer-Verlag mit seinen Mitarbeitern sind wir dankbar
für ihre Bemühungen bei der Fertigstellung des Buches.

Ohne diese Unterstützung und Hilfe wären der gute Ablauf des
Workshops und die schnelle Drucklegung nicht möglich gewesen.

Coronarinsuffizienz, Pathophysiologie und Anaesthesieprobleme bei der Coronarchirurgie

Bericht des Workshops am 23. und 30. Juni 1975 in Düsseldorf/Amsterdam

Herausgegeben von

M. Zindler und R. Purschke

Mit 79 Abbildungen

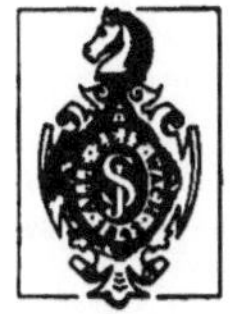

Springer-Verlag Berlin Heidelberg GmbH 1977

ISBN 978-3-540-08015-2   ISBN 978-3-642-66533-2 (eBook)
DOI 10.1007/978-3-642-66533-2

Library of Congress Cataloging in Publication Data. Main entry under title: Coronar-insuffizienz, Pathophysiologie und Anaethsesieprobleme bei der Coronarchirurgie. (Anaesthesiologie und Wiederbelebung; Bd. 102.) Bibliography: p. Includes index. 1. Heart-Surgery-Congress. 2. Anaesthesia-Congresses. 3. Coronary heart disease-Congresses. 4. Intra-aortic balloon counterpulsation-Congresses. I. Zindler, Martin. II. Purschke, R., 1938 — III. Series: Anaesthesiology and resuscitation; v. 102 RD598.C666   617'.412   76—50574

I. Grundlagenreferate

Pathophysiologische Probleme der Coronarinsuffizienz

W. Lochner

Eine Coronarinsuffizienz ist dann vorhanden, wenn das Verhältnis
von O_2-Verbrauch des Herzens zur Durchblutung des Herzens gestört
ist, wenn die Durchblutung den O_2-Bedarf nicht decken kann. Das
Herz kann eine auf diese Weise gestörte Bilanz nur für kurze Zeit,
wahrscheinlich nur für Minuten tolerieren. Sicheres Zeichen einer
Insuffizienz ist die Angina pectoris. Tritt sie in Ruhe auf, so
kann man von Ruhe-Insuffizienz sprechen, tritt sie aber erst bei
körperlicher Arbeit auf, so ergibt sich eine Arbeits-Insuffizienz.
Es kann, wie bekannt, aber auch ohne Schmerzen zu einem Herzinfarkt kommen.

1. Regulation der Coronardurchblutung

Als Grundlage für die Besprechung der Regulation der Coronardurchblutung soll die Abb. 1 dienen (4). Sie verzeichnet die Faktoren,
die die Durchblutung des Herzens beeinflussen können. Die Durchblutung ist vom Widerstand und vom arterio-venösen Druckgefälle
abhängig. Im allgemeinen ist für das arteriovenöse Druckgefälle
der Druck in der Aorta entscheidend. Bei niedrigem Aortendruck
und hohem Druck im rechten Vorhof kann allerdings auch der lezt-
tere limitierend für die Durchblutung werden.

Der Widerstand hängt von der Viscosität des Blutes und vom Gefäßquerschnitt ab. Der Gefäßquerschnitt wird durch eine intravasale
und durch eine extravasale Komponente beeinflußt. Die intravasale Komponente entspricht dem Tonus der Widerstandsgefäße und wird
entscheidend durch den Stoffwechsel des Herzens bestimmt. Wenn
man von der fraglichen Einwirkung von Nerven und der Einwirkung
von Hormonen absieht, entspricht sie der metabolischen Komponente.

Bei einer Arbeitsmehrdurchblutung kommt es zunächst zu einer Erhöhung des Sauerstoffverbrauchs und dadurch zu einer Abnahme des
Sauerstoffdrucks im Gewebe bzw. im venösen Coronarblut. Hierdurch
kann möglicherweise direkt über Receptoren die intravasale Komponente beeinflußt werden; es ist aber auch denkbar, daß Metabolite
frei werden, die nun ihrerseits entweder direkt oder über Receptoren den Tonus der Widerstandsgefäße vermindern und so zu einer
Mehrdurchblutung führen können. Aufgrund der vorliegenden experi-
mentellen Ergebnisse ist es weiterhin sehr unwahrscheinlich, daß
eine direkte nervöse Wirkung auf die intravasale Komponente möglich ist. Es spricht vielmehr fast alles dafür, daß es bei nervö-
ser Beeinflussung zunächst zu einer Veränderung der metabolischen
Komponente und dadurch sekundär zu einer Veränderung des Tonus
der Widerstandsgefäße kommt.

Im Hinblick auf die hormonalen Einwirkungen ist es zu vermerken,
daß die Stimulation von β-Receptoren im coronaren Gefäßbett zu

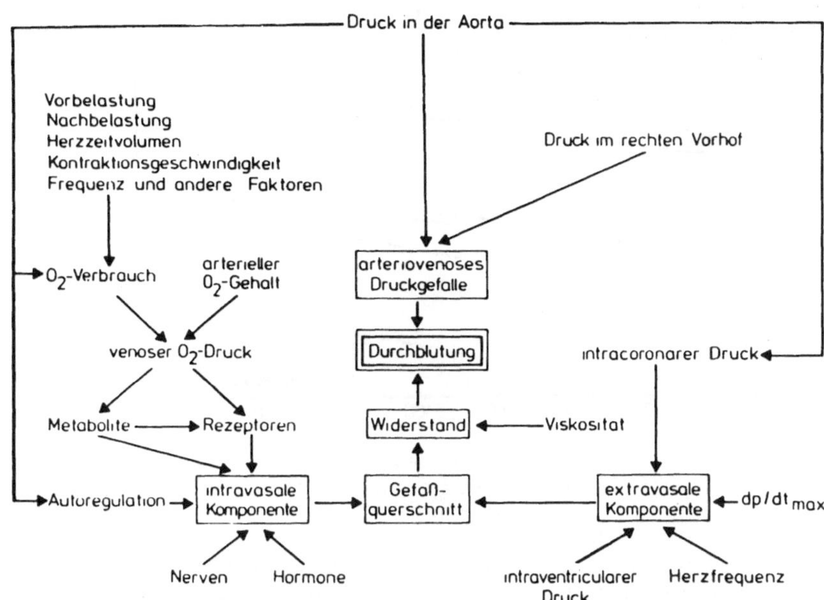

Abb. 1. Faktoren, die die Durchblutung des Herzens beeinflussen (LOCHNER, 1971)

einer Dilatation führt, und zwar zu einer primären Dilatation, d. h. die venöse O₂-Sättigung und dadurch das Sauerstoffangebot an das Herz steigen an. Es kann aber auch, in Abhängigkeit von der Dosierung, zu einer sekundären Dilatation kommen, d. h. daß die β-Receptorenstimulation primär zu einer Steigerung der Kontraktionskraft führt und sekundär dadurch zu einer Dilatation der Coronargefäße (4, 5).

Soweit eine kurze Darstellung der intravasalen Komponente mit dem Mechanismus der Arbeitsmehrdurchblutung. Im folgenden möchte ich mich mit der extravasalen Komponente beschäftigen und hierbei auch über eigene Befunde berichten (9, 10). Diese Befunde stammen aus Untersuchungen an narkotisierten Hunden. Die Coronargefäße wurden durch pharmakologische Dilatatoren maximal dilatiert, und zwar durch Adenosin, Carbochromen und bzw. oder Dipyridamol. Durch eine maximale pharmakologische Dilatation kann die intravasale, d. h. die metabolische Komponente des Coronarwiderstandes ausgeschaltet werden. Können nach einer solchen Ausschaltung noch Widerstandsveränderungen durch experimentelle Eingriffe beobachtet werden, so müssen sie auf die extravasale Komponente zurückgeführt werden.

Die Abb. 2 zeigt die Beziehungen zwischen der Herzfrequenz und dem Einflußwiderstand in eine Coronararterie. Die Herzfrequenz wurde nach Ausschaltung des Sinusknotens durch künstliche Stimulation erhöht. Mit steigender Frequenz steigt der Einflußwiderstand an, und zwar führt eine Erhöhung der Frequenz um 50 Schläge/min zu einer Zunahme des Widerstandes um im Mittel 7%.

4

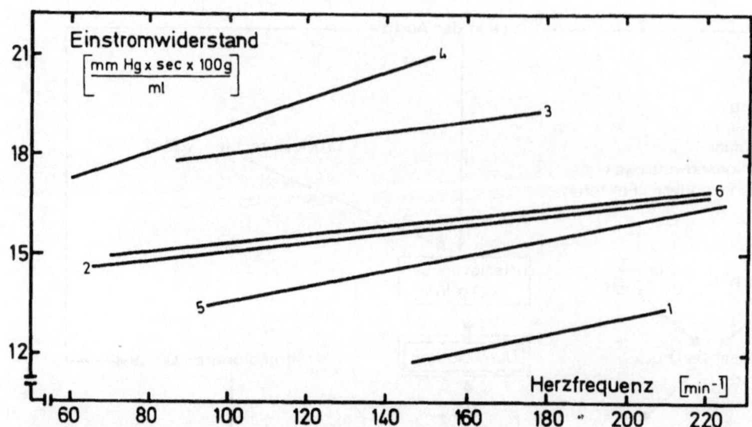

Abb. 2. Wirkung einer Veränderung der Herzfrequenz auf den Einflußwiderstand in eine Coronararterie (RAFF u. Mitarb., 1972)

Abb. 3 zeigt die Beziehungen zwischen dem Einflußwiderstand und der <u>maximalen Anstiegsgeschwindigkeit</u> des intraventriculären Drucks (dp/dt$_{max}$), die hier als ein Maß für die Kontraktilität benutzt wird. Eine Zunahme der maximalen Druckanstiegsgeschwindigkeit von 3000 auf 4000 mmHg/sec bewirkt eine Zunahme des Einflußwiderstandes um im Mittel 7%.

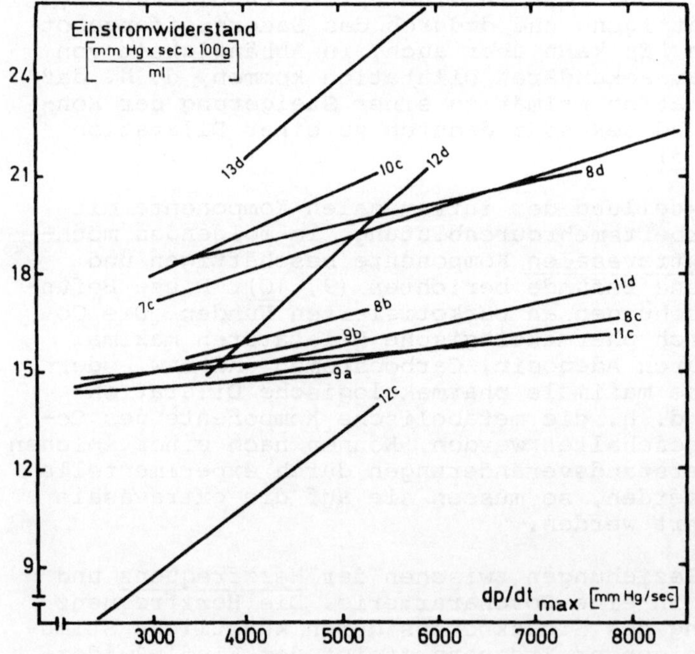

Abb. 3. Beziehung zwischen dem Einflußwiderstand und der maximalen Anstiegsgeschwindigkeit des intraventriculären Drucks (dp/dt$_{max}$), die hier als ein Maß für die Kontraktilität benutzt wird (RAFF u. Mitarb., 1972)

Abb. 4 gibt nun die Beziehungen zwischen dem linksventriculären
enddiastolischen Druck und dem Einflußwiderstand an. Der linksventriculäre enddiastolische Druck wurde durch Bluttransfusionen
erhöht. Man sieht, daß in jedem einzelnen Fall mit dem enddiastolischen Druck auch der Einflußwiderstand ansteigt. Quantitativ
ergibt sich eine mittlere Zunahme des Widerstandes um 11% bei
einer Zunahme des enddiastolischen Drucks von 10 mmHg auf 20 mm
Hg. Eine ähnliche Beziehung läßt sich auch zwischen dem linksventriculären Spitzendruck und dem Einflußwiderstand aufzeigen,
wie ich unten noch näher ausführen werde.

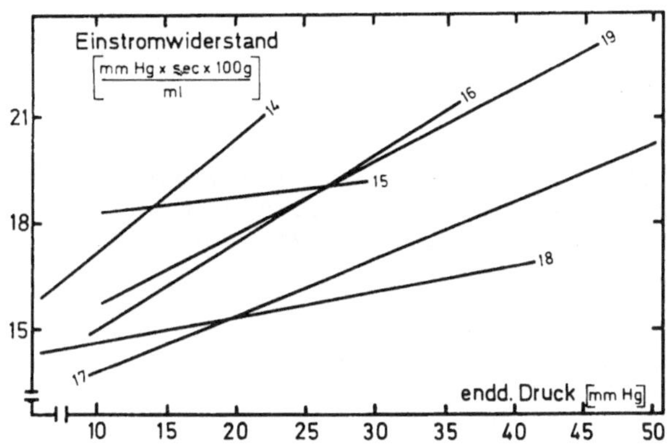

*Abb. 4. Abhängigkeit des Einflußwiderstandes in eine Coronar-
arterie vom linksventriculären enddiastolischen Druck (RAFF u.
Mitarb., 1972)*

Bei den mitgeteilten Befunden ist, und darauf möchte ich besonders hinweisen, Sorge getragen worden, daß jeweils bei der Untersuchung bzw. Veränderung eines Faktors die anderen Faktoren
konstant geblieben sind. Wenn z. B. die Herzfrequenz durch Stimulation verändert wurde, blieben der intraventriculäre enddiastolische Druck und auch der systolische Druck konstant. Insbesondere ist auf Konstanz des arteriellen Drucks geachtet worden
und damit auch auf Konstanz des intracoronaren Drucks.

Es zeigte sich nämlich, daß die Druck-Durchblutungs-Beziehung
in den Coronargefäßen keineswegs linear ist, wie vielfach angenommen wird, sondern daß der Widerstand vom Druck abhängig ist.
Der Durchflußwiderstand durch die Coronargefäße sinkt mit steigendem Druck. Auch diese Aussage ist das Ergebnis von Untersuchungen an maximal dilatierten Coronargefäßen, man kann auch sagen, bei aufgehobener Coronarreserve. Ich möchte einfügen, daß
der Zustand der aufgehobenen Coronarreserve gerade auch für den
Zustand der Coronarinsuffizienz gilt.

Abb. 5 zeigt zunächst das Ergebnis von Messungen, in denen der
Aortendruck gesenkt worden ist und mit dem Aortendruck der coronare Perfusionsdruck. Man sieht, daß der Coronarwiderstand mit
steigendem Druck abnimmt, bzw. mit sinkendem Druck zunimmt. In
diesen Versuchen hat sich zugleich mit dem intracoronaren Druck

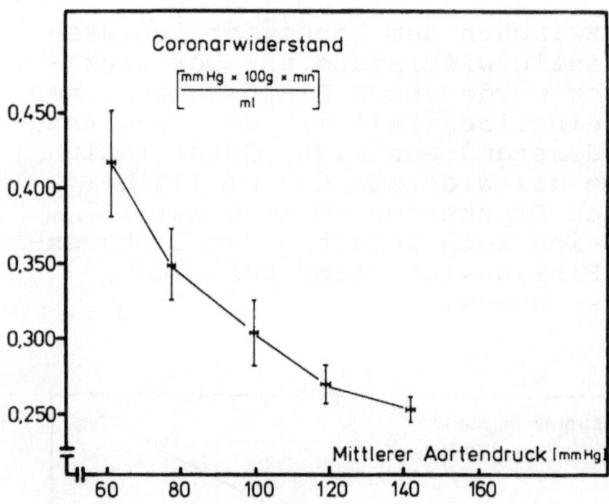

*Abb. 5. Abhängigkeit des coronaren Einflußwiderstandes vom mitt-
leren Aortendruck, wenn mit dem Aortendruck auch gleichzeitig
der intraventriculäre Druck gesenkt wird (RAFF u. LOCHNER, 1973)*

über den Aortendruck auch der intraventriculäre Druck verändert.
Nach den oben mitgeteilten Befunden sollte aber ein Anstieg des
intraventriculären Drucks zu einer Abnahme des Widerstandes führen und nicht, wie hier beobachtet werden kann, zu einer Zunahme
des Widerstandes (6, 10).

Durch eine weitere Serie von Experimenten mit isolierter Perfusion der Coronargefäße und Änderung entweder des Aortendrucks,
einschließlich des intraventriculären Drucks, oder des coronaren Perfusionsdrucks, konnten die beiden Komponenten intraven-
triculärer Druck und Perfusionsdruck getrennt werden. Abb. 6
zeigt die Beziehung zwischen dem coronaren Widerstand und dem
Perfusionsdruck bei konstantem intraventriculären Druck. Mit
steigendem Perfusionsdruck sinkt der coronare Widerstand ab,
und zwar nicht unerheblich (6, 10).

Abb. 7 zeigt nun das Verhalten des coronaren Widerstandes mit
steigendem linksventriculären Spitzendruck bei konstantem Perfusionsdruck. Am deutlichsten wird der Anstieg des coronaren
Widerstandes mit steigendem linkventriculären Druck bei einem
niedrigen coronaren Perfusionsdruck von 65 mmHg. Für eine Erhöhung des linksventriculären Spitzendrucks um 50 mmHg beträgt
die Zunahme des Widerstandes ca. 40%, wenn die prozentuale An-
gabe auf den Ausgangswiderstand bei 60 mmHg bezogen wird. Weniger deutlich ist die Abhängigkeit des coronaren Widerstandes
vom Ventrikeldruck bei den höheren Perfusionsdrucken von 100 mm
Hg und 200 mmHg ausgeprägt. Bei einem Perfusionsdruck von 100 mm
Hg steigt der coronare Widerstand um 23% an, mit einer Erhöhung
des intraventriculären Spitzendrucks von 80 mmHg auf 130 mmHg.

Man findet also die ausgeprägtesten Erhöhungen des Widerstandes
aufgrund einer Zunahme der extravasalen Komponente in Versuchen,
in denen der systolische Ventrikeldruck bei konstantem Perfusionsdruck erhöht wurde. Die Erhöhung des Widerstandes aufgrund der

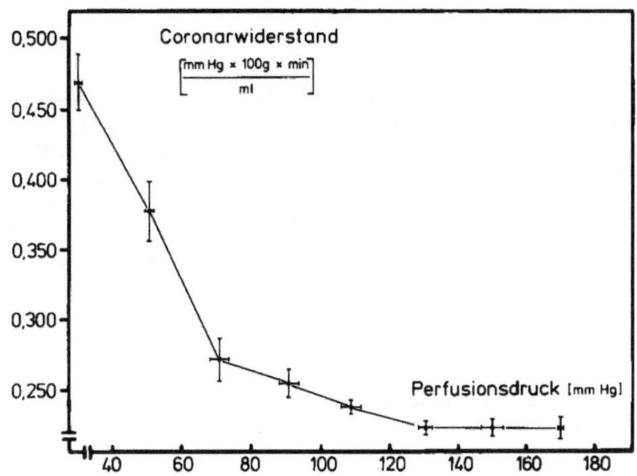

Abb. 6. Beziehung zwischen coronarem Einflußwiderstand und coronarem Perfusionsdruck bei konstantem intraventriculären Druck (RAFF u. LOCHNER 1973)

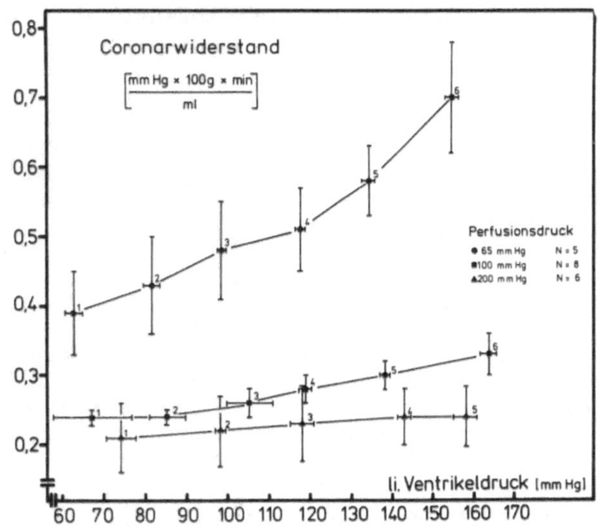

Abb. 7. Verhalten des coronaren Widerstandes mit steigendem linksventriculären Spitzendruck bei verschiedenen coronaren Perfusionsdrucken (RAFF u. LOCHNER 1973)

Zunahme der extravasalen Komponente war für die gleiche Erhöhung des linksventriculären Spitzendrucks um so ausgeprägter, je niedriger der Perfusionsdruck war (6, 10).

2. Pathophysiologische Bedeutung

Ich frage nun, ob die Ergebnisse solcher Experimente, in denen
Veränderungen des coronaren Perfusionsdrucks und des intraventriculären Drucks getrennt durchgeführt worden sind, eine pathophysiologische Bedeutung haben können. Betrachten wir einmal den
Fall der isolierten Coronarstenose. Der unmittelbar hinter der
Stenose erniedrigte arterielle Druck wirkt sich auf die Coronardurchblutung in 3facher Hinsicht aus: 1. eine Senkung des arteriellen Drucks bedeutet zugleich eine Senkung des Perfusionsdrucks und damit eine Verkleinerung der wirksamen Kraft für die
Coronardurchblutung; 2. aufgrund des gesunkenen intravasalen
Drucks kommt es zu einer druckpassiven Verkleinerung des Gefäß-
querschnitts und damit zu einer Widerstandserhöhung; 3. der relativ zum poststenotischen Perfusionsdruck erhöhte intraventriculäre Druck bewirkt eine Zunahme der extravasalen Komponente des
Coronarwiderstandes. Wir können davon ausgehen, daß bei einer
solchen Stenose die Coronarreserve eingeschränkt ist und müssen
deshalb annehmen, daß eine Erhöhung der extravasalen Komponente
eine kritische Verminderung der Coronardurchblutung im Falle
der isolierten Coronarstenose bewirken kann.

Die extravasale Komponente des Coronarwiderstandes kann auch bei
einer Aortenklappenstenose quantitativ relevant werden; es kann
dabei bekanntlich zu intraventriculären Spitzendrucken kommen,
die den systolischen Aortendruck um 200 mmHg überschreiten. Eine
solche Erhöhung des intraventriculären Drucks gegenüber dem Perfusionsdruck bedeutet aber eine beträchtliche Zunahme des Coronarwiderstandes aufgrund der vergrößerten extravasalen Komponente.
Bei einer Aortenstenose steigt weiterhin auch der enddiastolische
Druck an, was wiederum eine Zunahme der extravasalen Komponente
des Coronarwiderstandes bedeutet.

Bei einer Herzinsuffizienz ist nach unseren Untersuchungen eine
Zunahme der extravasalen Komponente des Coronarwiderstandes zu
erwarten, und zwar einmal wegen des ansteigenden enddiastolischen
Ventrikeldrucks und zum anderen gegebenenfalls wegen eines Anstiegs der Herzfrequenz. Kommt zur Insuffizienz eine Abnahme des
arteriellen Drucks hinzu, so wird die Beurteilung der extravasalen Komponente schwieriger. Einerseits wird durch den Abfall des
intraventriculären Drucks die extravasale Komponente erniedrigt,
andererseits jedoch bewirkt der abnehmende intracoronare Druck
eine Zunahme des Widerstandes (6).

Grundsätzlich gilt für jeden Zustand einer erschöpften Coronarreserve, daß eine Zunahme des Ventrikeldrucks, sei es systolisch
oder diastolisch, sowie eine Zunahme der Herzfrequenz oder der
maximalen Druckanstiegsgeschwindigkeit nicht nur über eine erhöhte Herzarbeit, sondern auch über eine extravasal bedingte Erhöhung des Coronarwiderstandes die Sauerstoffversorgung des Myokards verschlechtert.

In diesem Zusammenhang sind auch die verhältnismäßig geringen
Veränderungen der extravasalen Komponente des Widerstandes durch

Herzfrequenz, enddiastolischen Füllungsdruck und dp/dt_{max}, die
ich oben mitteilte, von Bedeutung. Diese Veränderungen bewegten
sich, bezogen auf die zu erwartenden Veränderungen der drei genannten Faktoren, in der Größe von 10%. Ein gesundes coronares
Gefäßbett kompensiert solche Wirkungen auf den Widerstand spie-
lend durch die intravasale Komponente, durch die metabolische
Regulation, in der ja bekanntlich eine Reserve von 300 bis 400%
steckt. Handelt es sich aber um ein Herz mit nahezu aufgehobener
Coronarreserve, so können 10% mehr oder weniger Durchblutung für
das Überleben entscheidend sein.

In diesem Zusammenhang möchte ich auch feststellen, daß jede
Analyse der indirekten Wirkungen eines Pharmakons auf das Herz,
genauer gesagt auf die Durchblutung des Herzens und insbesondere auch auf die Durchblutungsverteilung innerhalb des Herzens,
die genannten Gesichtspunkte berücksichtigen muß.

3. Nitroglycerin

Von Interesse dürfte im Rahmen unseres Workshops eine kurze Analyse der Nitroglycerinwirkung sein. Es handelt sich beim Nitroglycerin um den Stoff, der bis heute am wirksamsten die coronare
Herzerkrankung bekämpft, im Sinne einer Befreiung von den
schmerzhaften Angina pectoris-Anfällen (7, 11).

1. Wie wirkt Nitroglycerin auf die Coronardurchblutung? Im großen
und ganzen findet man keinerlei Veränderung der Durchblutung; da
der arterielle Blutdruck aber absinkt und trotzdem die Durchblutung des Herzens nicht vermindert wird, muß ein leichter Effekt
auf die Coronargefäße im Sinne einer Widerstandsverminderung angenommen werden.
2. Wie wirkt Nitroglycerin auf die Kontraktilität des Herzens
und dadurch eventuell auf die extravasale Komponente des Widerstandes? Nitroglycerin hat eine leichte, steigernde Wirkung auf
die Kontraktilität, jedenfalls wirkt es nicht kontraktilitäts-
vermindernd und dadurch widerstandsvermindernd.
3. Wie wirkt Nitroglycerin auf den arteriellen Druck und damit
auf die Nachbelastung? Nitroglycerin bewirkt eine Senkung des
arteriellen Drucks und damit eine Entlastung des Herzens.
4. Wie wirkt Nitroglycerin auf das kapazitiv-venöse System und
damit auf die Vorbelastung des Herzens? Nitroglycerin wirkt auf
das kapazitiv-venöse System im Sinne einer Erweiterung, und
führt dadurch zu einer Verminderung der Vorbelastung des Herzens. Diese Minderung der Vorbelastung findet ihren Ausdruck in
einer Senkung des diastolischen Füllungsdrucks beider Ventrikel;
diese Senkung führt zu einer Verminderung der extravasalen Komponente des Widerstandes, zu einer Verkleinerung des Herzens
und dadurch zu einer Verminderung des Sauerstoffbedarfs. In diesem Effekt auf das venöse System dürfte der entscheidende Mechanismus der therapeutischen Nitroglycerinwirkung zu suchen
sein.

Meine bisherigen Ausführungen haben sich mit der Durchblutung
der nutritiven Gefäße des Myokards befaßt. Es kann kein Zweifel
sein, daß die untersuchten und diskutierten Faktoren zu mindestens

teilweise auch die Durchblutungsverteilung im Myokard beeinflussen. Auf der Hand liegt die Bedeutung des intraventriculären Drucks für die Durchblutung der Innenschichten (1, 12). Eine Untersuchung über die Wirkung der anderen Faktoren auf die Durchblutungsverteilung im Myokard steht noch aus.

4. Kollateraldurchblutung

Unbeantwortet ist bisher noch die Frage, wie sich die extravasalen Faktoren auf den Widerstand der Kollateralen auswirken. Zur Frage der Möglichkeit einer pharmakologischen Beeinflussung der Kollateraldurchblutung möchte ich eigene experimentelle Befunde unserer Arbeitsgruppe mitteilen (8, 13). In diesen Experimenten an narkotisierten Hunden wurde die Kollateraldurchblutung direkt als Rückfluß gemessen und der Einfluß einiger pharmakologischer Substanzen auf diesen Rückfluß untersucht. Rückflußmessungen sind auch früher schon von anderen Autoren durchgeführt worden. Man war dabei im Vergleich mit anderen Methoden zu der Auffassung gekommen, daß der Rückfluß die Kollateraldurchblutung überschätzt (2, 3). Wir haben die Methode in der Weise abgeändert, daß wir nicht nur eine Coronararterie unterbunden haben und dann aus dem peripheren Stumpf das heraustretende Blut quantitativ erfaßt haben, sondern daß wir zusätzlich in den peripheren Stumpf kleine Kügelchen injiziert haben, um die Abflußgebiete vollständig zu verstopfen (s. Abb. 8).

In unseren Experimenten ist der Rückfluß aus dem peripheren Stumpf nach Injektion von Kügelchen in allen Fällen angestiegen, und zwar im Mittel auf das 2- bis 3fache. Wir glauben, daß wir mit unserer Rückflußmessung dem wahren Kollateralfluß sehr viel näher kommen als mit der einfachen Methode ohne Embolisation mit Kügelchen. Nach unseren Befunden ist der Kollateralfluß mit der Rückflußmethode bisher nicht überschätzt, sondern unterschätzt worden. Der Kollateralfluß betrug in den zitierten Versuchen an 21 mischrassigen Hunden 14,8% des orthograden Flusses oder 12 ml/ min x 100 g. Die Ergebnisse an Hunden mit der Kügelchenmethode stimmen quantitativ mit unseren Messungen weitgehend überein. Unsere Methode gestattet natürlich keine Differenzierung zwischen subendokardialen und epikardialen Anteilen der Herzwand.

4.1. Steal-Phänomen durch Coronardilatatoren

Die mit dem geschilderten Modell von MEYER u. Mitarb. an unserem Institut untersuchten Wirkungen einer Reihe von Coronardilatatoren auf die Kollateraldurchblutung, sprich auf den Rückfluß aus dem peripheren Stumpf nach Verstopfung der Peripherie mit Kügelchen, werden in Abb. 9 wiedergegeben (8). Es wurden Adenosin, Nitroglycerin, Carbochromen, Nifedipine und Dipyridamol lokal in die linke A. coronaria circumflexa injiziert. Die lokale Injektionsform wurde gewählt, um mit Rücksicht auf die soeben ausführlich dargestellten Befunde zur extravasalen Komponente des Widerstandes eine Veränderung hämodynamischer Größen zu vermeiden. Auf der Abszisse ist jeweils die in der A. circumflexa gemessene Durchblutung aufgetragen und auf der Ordinate die Kollateraldurchblutung. Die Ausgangswerte für die Durchblutung des R. circum-

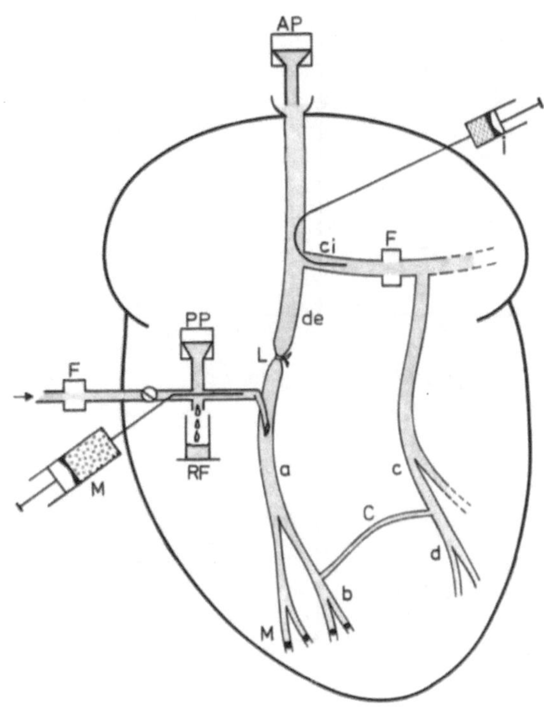

Abb. 8. Schematische Darstellung einer Versuchsanordnung zur Messung des Rückflusses (RF) aus einer unterbundenen Coronararterie. ci = Ramus circumflexus der linken A. coronaria; de = Ramus descendens der linken A. coronaria; L = Ligatur; AP = Messung des Aortendrucks; I = fortlaufende Injektion eines Coronardilatators; M = Injektion von Kügelchen zur Embolisation; F = elektromagnetisches Flowmeter; PP = Messung des Perfusionsdrucks (SCHULZ u. Mitarb., 1973; MEYER u. Mitarb., 1974)

flexus liegen um 70 ml/min x 100 g und steigen nach Gabe der Dilatatoren bis auf über 200 ml bei der stärksten Dilatation. Es ist eindeutig, daß alle untersuchten Dilatatoren bei Erhöhung der Gesamtdurchblutung durch diese Dilatatoren eine Verminderung des Rückflusses und damit des Kollateralflusses zeigen. Ich weise aber noch einmal auf die besondere Bedingung hin, daß alle anderen Faktoren, die die extravasale Komponente des Coronarwiderstandes beeinflussen könnten - und damit die Durchblutungsverteilung -, unverändert geblieben sind. Die Verminderung der Kollateraldurchblutung nach Gabe von Dilatatoren wird als Steal-Phänomen bezeichnet.

Hier und dort ist die Meinung geäußert worden, daß die Entwicklung des sog. Steal-Phänomens von der Art des benutzten Dilatators abhängt (14); das wäre denkbar, müßte aber dann über eine Wirkung auf die extravasale Komponente erklärt werden, da in unseren Untersuchungen alle Dilatatoren auf die intravasale, d. h. metabolische Komponente gleichartig gewirkt haben. Wenn also z. B. Nitroglycerin im Gegensatz zu anderen antianginösen Substanzen

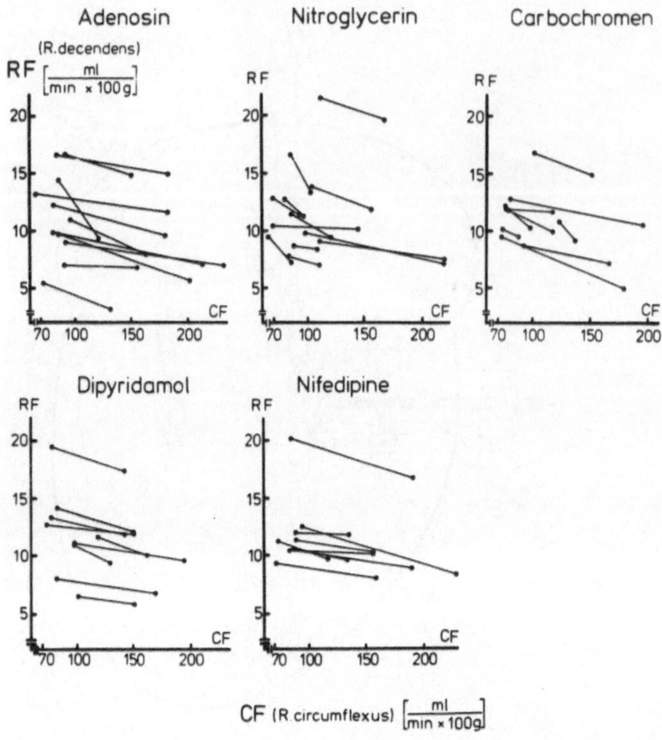

Abb. 9. Wirkung einiger Coronardilatatoren auf den Rückfluß (RF) des unterbundenen Ramus descendens bei gesteigerter Durchblutung des Ramus circumflexus (CF) (MEYER u. Mitarb., 1974)

keinen Steal-Effekt machen sollte, so müßte diese Wirkung darauf zurückgeführt werden, daß es anders auf hämodynamische Parameter einwirkt (s. oben).

Tabelle 1. Möglichkeiten einer Therapie der Coronarinsuffizienz

---

A. Verminderung des O_2-Verbrauches

Herzfrequenz	↓
arterieller Druck	↓
enddiasto. intrav. Druck	↓
dp/dt_{max}	↓

B. Erhöhung des O_2-Angebotes

arterieller Druck	↑
venöser Druck	↓
O_2-Konzentr. d. art. Blutes	↑
Strömungswiderstand	↓

Tabelle 2. Verminderung des Strömungs-
widerstandes

A. intravasale Komponente

Tonus der Widerstandsgefäße
einschließlich Kollateralen   ↓

B. extravasale Komponente

Herzfrequenz	↓
intraventriculärer Druck	↓
dp/dt_{max}	↓

Die Tabellen 1 und 2 geben noch einmal die Möglichkeiten einer
Behandlung der Coronarinsuffizienz zusammenfassend wieder.

5. Schlußwort

Ich hoffe gezeigt zu haben, daß bei der Wirkungsanalyse eines
Pharmakons auf das Herz neben den direkten auch die indirekten
Wirkungen sorgfältig berücksichtigt werden müssen, insbesondere
die Wirkungen auf die nichtmetabolische extravasale Komponente
des Coronarwiderstandes. Da der Sauerstoffverbrauch des Herzens
sehr eng an die Durchblutung gekoppelt ist und das Herz nicht
über ausreichende Möglichkeiten einer anoxydativen Energiebereit-
stellung verfügt, können im Fall einer aufgehobenen Coronarreserve, und dies ist im Zustand der Coronarinsuffizienz der Fall,
kleine Effekte auf die extravasale Komponente des Widerstandes
oder auf den Sauerstoffverbrauch große Wirkungen haben.

Literatur

1. FLAMENG, W., WÜSTEN, B., SCHAPER, W.: On the distribution of myocardial
   flow. Basic Res. Cardiol. 69, 435 (1974)
2. GREGG, D. E., FISHER, L. C.: Blood supply to the heart. In: Handbook of
   Physiology, Sec. 2, Vol. II, p. 1567. Washington: Amer. Physiol. Soc.
   1963
3. KATTUS, A. A., GREGG, D. E.: Some determinants of coronary collateral
   blood flow in open chest dog. Circulat. Res. 7, 628 (1959)
4. LOCHNER, W.: Herz. In: Physiologie des Kreislaufs (redigiert von
   E. BAUEREISEN). Berlin-Heidelberg-New York: Springer 1971
5. LOCHNER, W.: Regulation der Koronardurchblutung. In: Die therapeutische
   Anwendung β-sympathikolytischer Stoffe (. DENGLER, Hrsg.). 4. Rothenburger Gespräch (1971). Stuttgart-New York: Schattauer 1972
6. LOCHNER, W., RAFF, W. K., KOSCHE, F.: Koronarer Strömungswiderstand bei
   Herz- und Kreislaufinsuffizienz. Verh. dtsch. Ges. Kreisl.-Forsch. 38,
   273 (1972)
7. LOCHNER, W., RAFF, W. K., KOSCHE, F., HOLTERMANN, W.: On the mechanism
   of action of nitroglycerin: Experimental studies on anesthetized dogs.
   Coronary Heart Disease. 2nd International Symposium Frankfurt (1972).
   Stuttgart: Thieme 1973

8. MEYER, U., SCHIFFER, W., SCHULZ, F. W., RAFF, W. K.: Untersuchungen zum coronary steal phenomen bei intrakoronarer Infusion von Adenosin, Nitroglycerin, Persantin, Intensain und Nifedipine. Herbsttg. Dtsch. Ges. f. Kreislaufforsch. in Frankfurt. Z. Kardiol. 1, 33 (1974)
9. RAFF, W. K., KOSCHE, F., LOCHNER, W.: Extravascular coronary resistance and its relation to microcirculation. Amer. J. Cardiol. 29, 598 (1972)
10. RAFF, W. K., LOCHNER, W.: Intra- und extravasaler Koronarwiderstand. In: Das chronisch kranke Herz (H. ROSKAMM, H. REINDELL, Hrsg.); S. 59. Stuttgart: Schattauer 1973
11. RAFF, W. K., LOCHNER, W.: Wirkungsmechanismus von Nitroglycerin. Med. Klin. 69, 1100 (1974)
12. SCHAPER, W., FLAMENG, W., WÜSTEN, B., PALMOWSKI, J.: The distribution of coronary and of coronary collateral flow in normal hearts and after chronic coronary occlusion. Current Topics in Coronary Res. (C. BLOOR, R. A. OLSSON, Eds.). New York: Plenum Press 1973
13. SCHULZ, F. W., RAFF, W. K., MEYER, U., LOCHNER, W.: Messung der Kollateraldurchblutung am Hundeherzen mit Hilfe der selektiven Embolisierung eines Coronargefäßes. Pflügers Arch. ges. Physiol. 341, 243 (1973)
14. WINBURY, M. M., HOWE, B. B., WEISS, H. R.: Effect of nitroglycerin and dipyridamole on epicardial and endocardial oxygen tension. J. Pharmacol. exp. Ther. 176, 184 (1971

Diskussion zum Vortrag LOCHNER

Vorsitz: KREUZER

KREUZER: Für Ihren Vortrag darf ich Ihnen ganz herzlich danken. Sie haben deutlich herausgestellt, daß die ganze extravasale Komponente ja nur dann eine Rolle spielt, wenn es eben mit der metabolischen Regulation nicht mehr geht. Würden Sie mir zustimmen, daß unter physiologischen Bedingungen die metabolische Regulation jederzeit in der Lage ist, die extravasale Komponente zu überspielen?

LOCHNER: Ich glaube, wir müssen davon ausgehen, daß die metabolische Komponente groß und, was vielleicht noch nicht deutlich gesagt worden ist, außerordentlich kräftig ist. Sie kann durch andere Komponenten wohl nicht überspielt werden.

Es gibt in diesem Zusammenhang noch eine Frage, die wir auch schon häufig diskutiert haben, ob nämlich die hypoxische Dilatation wirklich zur maximalen Dilatation führt; zur nahezu maximalen Dilatation führt sie wohl immer.

KETTLER: Dazu ein Zusatz: durch Hämodilution können Sie die Dilatation - nach meinen eigenen noch nicht publizierten Befunden - noch mehr vergrößern. Wenn Sie eine maximale Hypoxie machen und dazu eine zusätzliche Hämodilution, können Sie die Coronarien noch etwas weiter aufmachen.

ZINDLER: Durch Erhöhung der Hypoxie oder wie stellen Sie sich das vor?

KETTLER: Hypoxie kombiniert mit einer weiteren Erhöhung der myokardialen Hypoxie durch Hämodilution.

LOCHNER: Um die Diskussion zu beleben, möchte ich behaupten: so genau können Sie gar nicht messen. Sie haben eine maximale metabolische Dilatation und nun vermindern Sie die Viscosität. Dann bekommen Sie ganz bestimmt eine größere Durchblutung, aber Sie werden nicht mehr beurteilen können, ob an dieser Stelle noch weiter dilatiert worden ist. Es fließt natürlich mehr durch, ob aber der Tonus sich noch verändert hat, muß berechnet werden, nur scheint mir das sehr schwierig zu sein.

GRÖGLER: Sie haben gezeigt, daß durch den Einfluß von Vasodilatoren in dem mangelversorgten Areal der Kollateralrückfluß geringer wird. Nun, das ist ein ganz wichtiger Punkt. Zur Zeit bestehen doch die Tendenzen, daß man im Herzinfarkt die Durchblutung des Infarktareals verbessern will durch Coronardilatatoren und auch durch β-Receptorenblocker.

LOCHNER: Ich würde sagen, in unseren Experimenten haben alle Substanzen den Steal-Effekt gemacht. Aber es handelt sich um eine konstruierte Situation, die wir angewandt haben, um die Effekte zu analysieren. Nur wenn man die Stoffe nun tatsächlich intravenös gibt, kann man den Gesamtaspekt analysieren. Wie der Effekt auf die subendocardiale Komponente ist, wird man auch erst voraussagen können, wenn man den Gesamteffekt hat. Wenn z. B., wie beim Nitroglycerin, der intraventriculäre Druck sinkt, wird die subendokardiale Durchblutung besser werden.

KREUZER: Vielleicht sollte man das noch ergänzen: es sind ja hier ganz unterschiedliche Substanzen angewendet worden: es waren die reinen Dilatatoren, es war das Nitroglycerin, und es war ein Calcium-Antagonist. Diese Pharmaka haben zwar unter diesen ganz speziellen Bedingungen alle den gleichen Effekt gehabt, aber, wie Herr LOCHNER schon gesagt hat, in ihrer Gesamtwirkung sind sie natürlich so different, daß man sie sicher nicht über einen Kamm scheren darf. Im übrigen muß ich doch wohl zur Ehrenrettung der Kardiologen sagen: die Kardiologen, die noch im frischen Infarkt reine Dilatatoren geben, kann man doch wohl - so hoffe ich - an einer Hand aufzählen.

EBERLEIN: Herr LOCHNER, sind denn die Bedingungen, die Sie durch Injektion des Coronardilatators in das Coronarsystem geschaffen haben, identisch mit denen, die dann auftreten, wenn in das allgemeine Gefäßsystem injiziert wird? Eine der Voraussetzungen zum Verhindern eines Steal-Phänomens sollte doch eigentlich das langsame Einsetzen der Dilatation sein. Tritt diese langsame Dilatation auch dann ein, wenn man z. B. Carbochromen intracoronar gibt?

LOCHNER: Ich glaube, daß das mit dem Tempo der Injektion nichts zu tun hat. Wenn der Effekt bei der i.v. Injektion langsamer eintritt, dann sind damit auch die anderen Faktoren angesprochen, auf die Herr KREUZER gerade hingewiesen hat. Ich würde mehr meinen, daß es die Systemwirkung ist, die mit der langsamen i.v. Wirkung einhergeht, aber es ist, wie gesagt, nicht die langsame Injektion, sondern die Systemwirkung.

HEMPELMANN: Herr KREUZER, wenn ich Ihren Hinweis eben richtig
verstanden habe, gehen Sie davon aus, daß z. B. Nitroglycerin
im Infarktstadium nicht unbedingt indiziert ist. Ich beziehe
mich da auf die kürzlich erschienenen Veröffentlichungen der
Gruppe um KALTENBACH: Nitroglycerin sublingual beim Infarkt.

KREUZER: Das ist ein sehr interessantes, aber auch sehr umfang-
reiches Gebiet. Ich bin sehr dafür, Nitroglycerin zu geben. Wir
geben Nitroglycerin beim frischen Infarkt, wir geben es aber
nicht, um - wie es jetzt aus der Gruppe um EPPSTEIN diskutiert
wird - das Infarktareal zu reduzieren. Das ist zwar durchaus
eine Diskussion wert, aber es ist über tierexperimentelle Befunde eigentlich noch nicht hinausgekommen.

Wir geben Nitroglycerin immer dann, wenn wir eine akute Linksherzinsuffizienz sehen. Dies ist auch die Indikation, die in
der Publikation aus der Frankfurter Gruppe zum Ausdruck gebracht
wird. Wir sind durchaus der Meinung, daß man in einer solchen
Situation Nitroglycerin geben muß, und daß das Nitroglycerin
in Zukunft eine starke Indikationserweiterung erfahren wird. Wir
haben nie so dramatische Besserungen von Lungenödemen gesehen
wie unter sublingual verabfolgtem Nitroglycerin, und es ist
eigentlich bei uns jetzt die Standardmethode zur Behandlung
des akuten Lungenödems geworden, unabhängig von der Entstehungs-
ursache. Wir sind ganz begeistert von dieser Therapie.

ZINDLER: Wenn Sie Nitroglycerin sublingual geben, müssen Sie die
Dosierung dann wiederholen je nach Wirkung oder haben Sie be-
stimmte zeitliche Folgen?

KREUZER: Wir fangen an mit 1,6 bis 2,2 mg sublingual je nach In-
tensität des Lungenödems und wiederholen je nach Besserung, aber
mindestens halbstündlich 0,8 mg Nitroglycerin sublingual.

KRAUSS: Herr LOCHNER, Sie haben gezeigt, daß die Steigerungen
des enddiastolischen Druckes im linken Ventrikel den Coronarwiderstand erhöht. Dazu habe ich zwei Fragen:
1. Können Sie etwas aussagen über die regionalen Einflüsse dieses Widerstandes im Hinblick auf den subendokardialen und
   den subepikardialen Teil des Myokards?
2. Wäre es vielleicht nicht besser, den Widerstand mit der
   diastolischen Wandspannung zu vergleichen?

LOCHNER: Über die Durchblutungsverteilung in den verschiedenen
Arealen kann ich mit unserer Methode nichts aussagen, das müßte
mit der Mikrosphärenmethode gemacht werden, aber man kann keinen
Zweifel daran haben, daß bei einer Erhöhung des enddiastolischen
Drucks die subendokardialen Schichten benachteiligt werden. Die
Frage mit der Wandspannung kann doch wohl nur darauf hinauslau-
fen, daß Sie der Meinung sind, daß für die Durchblutung die
Diastole entscheidend ist und nicht die Systole. Dazu möchte
ich folgendes aussagen: nach übereinstimmenden Untersuchungen
vieler Autoren fließen während der Systole 50% ein und während
der Diastole auch 50%. Stellen Sie jetzt einen Hund z. B. auf
das Laufband, das hat die Schule von GREGG gemacht, dann steigt
die Durchblutung des Herzens um das Vierfache. Der Anteil der
systolischen Durchblutung bleibt gleich oder wird sogar noch

größer; deshalb ist es einfach sachlich nicht richtig, wenn man
sich hinsichtlich der Durchblutungsanalyse auf den diastolischen
wall-stress allein beschränkt. Es kann während der Systole und
während der Diastole gleichviel einfließen. Man muß also für
die Durchblutung den gesamten Cyclus betrachten.

Literatur

1. PITT, B., ELLIOT, E. C., KHAURI, E. M., GREGG, O. E.: Coronary hemodynamics effect of exercise of fixed ventricular rate in unanesthetized
   dog. Ciruclation, Suppl. III, <u>34</u>, 188 (1966)

KRAUSS: Wir messen nach Coronaroperationen immer den Fluß in dem
Bypass, und ich muß sagen, das Flow-Profil ist in der Systole
fast Null und nur in der Diastole sieht man den Flow. Das ist
aber natürlich keine physiologische Situation.

KETTLER: Herr KREUZER und Herr LOCHNER, Ihre Befunde sprechen
doch wohl dafür, daß es sich bei der Nitroglycerinwirkung um
einen positiven inotropen Effekt handelt oder wie interpretie-
ren Sie es?

KREUZER: Nein, ich denke gerade nicht. Die positiv-inotrope Wirkung spielt für die Nitroglycerin-Wirkung - ich glaube, da sind
wir uns ganz einig - so gut wie gar keine Rolle. Entscheidend
ist die Abnahme der systolischen Wandspannung während eines
Cyclus. Diese Abnahme der Wandspannung, Bild für Bild analy-
siert, kann eigentlich nur dann zustande kommen, wenn die preload und die afterload abnehmen. Es kommt zu einer Abnahme des
linksventriculären enddiastolischen und endsystolischen Volu-
mens. Das ist eine etwas ungewohnte Betrachtungsweise.

LOCHNER: Sie haben die Reihenfolge sehr richtig gewählt: preload
und afterload. Das Nitroglycerin, das haben wir auch gemessen,
wirkt eben besonders selektiv auf das preload, d. h. auf die
venöse Seite. Ich würde voraussagen, daß ein Stoff, der dila-
tierend wirkt, aber überwiegend auf die arterielle, die typische Nitroglycerinwirkung nicht entfalten wird. Jeder Stoff
aber, so kann man theoretisch fordern, der dieselbe relative
Spezifität auf die glatte Muskulatur des kapazitiv-venösen
Systems hat, wird so ähnlich wirken wie Nitroglycerin. Das ist
für das Nitroprussidnatrium noch nicht ausgemessen. Wenn man
die Zahlen hätte, könnte man die von Ihnen gestellte Frage beantworten.

Literatur

1. BRETSCHNEIDER, H. J., STANDFUSS, K.: Die mechanische Wirkung der Herz-
   kontraktion auf die Coronardurchblutung. Dtsch. med. Forsch. <u>1</u> (1963)

HEMPELMANN: Vom Nitroglycerin ist ja bekannt, daß es bei intra-
coronarer Infusion - das sind die Untersuchungen der Arbeitsgruppe um LOCHNER - einen direkt positiven inotropen Effekt hat.
Das entspricht auch den Untersuchungen von Herrn STRAUER am Herz-

18

muskelpräparat. Sind Ihnen entsprechende Untersuchungen über
Nitroprussidnatrium bekannt?

LOCHNER: Ich weiß nicht, ich würde vermuten, keinen positiv-
inotropen Effekt.

HEMPELMANN: Das ist doch schon ein Unterschied.

LOCHNER: Dann müssen Sie dem inotropen Effekt eine große Bedeutung zumessen; ich bin der Meinung, daß sie gering ist. Die Über-
bewertung der positiv-inotropen Wirkung hing damit zusammen, daß
STRAUER und die Arbeitsgruppe in Göttingen glaubte, daß die extravasale Komponente mit einer positiv-inotropen Wirkung abnimmt.
Es ist umgekehrt, die extravasale Komponente nimmt mit positivinotroper Wirkung zu. Aber ich bin überzeugt, daß es nur eine
leichte positiv-inotrope Wirkung des Nitroglycerins gibt.

Literatur

1. HAGEMANN, K., NIEHUES, B., SCHWANITZ, V., ARNOLD, G., LOCHNER, W.:
   Untersuchungen zur extrakardialen Komponente der Wirkung vasoaktiver
   Substanzen am Gesamtkreislauf des Hundes. Res. exp. Med. 161, 203 (1973)

ARNDT: Herr LOCHNER, in dieser Diskussion steht ja jetzt die
günstige Wirkung der Verminderung der afterload im Vordergrund.
Nun wissen wir natürlich alle, daß die Durchblutung und der
Widerstand mit der afterload auch positiv korreliert sind. Irgendwo muß doch da ein Optimum sein, können Sie dazu etwas sagen? Und im Zusammenhang damit: es gibt doch Untersuchungen,
wenn ich mich recht erinnere, daß bei höheren afterloads, bei
höheren Perfusionsdrucken die Infarktgröße reduziert werden
kann?

LOCHNER: Ich kann keine schlüssige Antwort darauf geben. Das
ist einfach zu kompliziert. Man kann nur eines sagen: bei zu
hohen Drucken steigt die Durchblutung nicht entsprechend dem
Bedarf. Auch zu niedrige Drucke bringen das Gegenteil zustande,
die Durchblutung sinkt stärker ab als der Bedarf. Wo liegt da-
zwischen der günstige Bereich? Das ist insofern schwer zu sagen,
als die pathologische Situation jeweils anders ist. Ich möchte
mich da nicht festlegen, vielleicht gibt die klinische Erfahrung
etwas; im physiologischen Bereich zwischen 80 und 120 mm Hg
dürften Sie wahrscheinlich aber immer richtig liegen.

ARNDT: Wonach richtet sich nun der Kliniker? Sie haben doch das
Problem: Sie können den Perfusionsdruck nicht unter eine gewisse Größe senken, dann werden Sie das zunichte machen, was Sie
eigentlich wollen. Irgendwo müssen Sie ja ein Kriterium haben,
wie weit Sie die afterload vermindern können, um beim Infarktpatienten noch einen günstigen Effekt zu erzielen?

KREUZER: Das ist sehr schwer zu sagen, ich kann jedenfalls nicht
mit Daten dienen außer eben mit der klinischen Erfahrung. Das
Niedrigste, was wir tolerieren, wäre etwa systolisch zwischen
90 und 100 mm Hg, darunter glauben wir, etwas tun zu sollen,

um den Druck zu erhöhen. Höher lassen wir den systolischen Druck
auch ungern ansteigen, d. h. wir würden dann etwas tun, um die
afterload zu senken. Also unser Optimum läge, wenn man es ein-
stellen könnte, in der Größenordnung von systolisch 100 mm Hg.
Sie können sich dann, wenn nicht gerade eine Aorteninsuffizienz
besteht, den arteriellen Mitteldruck in etwa ausrechnen.

ARNDT: Aber Sie haben keine Kriterien am Patienten, den optimalen Druck irgendwie abzuschätzen?

KREUZER: Nun, wir haben den sehr speziellen Fall des Myokard-
infarktes. Viele Infarkte können ja initial über die Steigerung
des Symphathicotonus zu einem kurzfristigen erheblichen Blutdruckanstieg führen, wenn das noch von seiten des Myokards möglich ist, und da würden wir natürlich - sei es durch Analgetica,
sei es durch irgendein Psychopharmakon - versuchen, den Druck
dann indirekt mit herunterzukriegen. Drucke von 180 mm Hg würden
wir sicher behandeln.

ZINDLER: Noch eine wichtige Frage: Herr KRAUSS hat also beim
Menschen beim aortocoronaren Bypass die Durchblutung gemessen
und gesehen, daß in der Systole kaum etwas durchgeht. Ist das
nun die Frage der Coronarsklerose oder ist es ein grundlegen-
der Unterschied zwischen Tier und Mensch?

Muß man annehmen, daß der Steal-Effekt, den Herr LOCHNER eindeutig gezeigt hat, in ähnlicher Weise beim Menschen vorhanden
ist?

LOCHNER: Die Sache, die Herr KRAUSS da angesprochen hat, muß
mit der speziellen anatomischen Situation des Bypass zusammen-
hängen. Einflußmessungen an normalen Coronargefäßen beim Menschen zeigen auch einen systolischen Einfluß; man hat da natürlich nicht so viele Informationen. Hinsichtlich der Kollateralen darf man erst mal davon ausgehen, daß die Beobachtungen
an Hunden auf den Menschen übertragen werden können.

ZINDLER: Haben Hunde mehr Kollateralen als der Mensch?

LOCHNER: Man muß unterscheiden zwischen den Spontankollateralen,
die schon vorhanden sind, wenn akut ein Infarkt eintritt, und
zwischen den Kollateralen, die sich ausbilden, wenn ein Verschluß
langsam eintritt. Es gibt eben doch viele Zustände von partieller
Einengung, die auch beim Menschen überlebt werden, da die Kollateralen sehr stark ausgebildet sein können. Die Ligatur bei unseren Hundeversuchen wurde schnell gemacht.

GRÖGLER: Zum Coronarsystem des Hundes muß man aber doch sagen,
daß beim Hund ein wesentlich stärkeres Ausmaß von Kollateral-
systemen besteht als beim Menschen. Das ist durch ausführliche
Untersuchungen amerikanischer Gruppen eigentlich eindeutig gezeigt worden. Deswegen haben solche Durchblutungsveränderungen,
Infarktstudien und auch Verteilungsstörungen der myokardialen
Durchblutung am Hund experimentell eigentlich nur eingeschränkte Bedeutung. Ich glaube, da kommt man mit dem Schwein als Ver-
suchstier wesentlich weiter, weil es eine größere Übereinstim-
mung mit dem Coronarsystem des Menschen zeigt. Beim Schwein

sind die Kollateralen wesentlich geringer ausgebildet. Sie können z. B. beim Hund durch isolierte Stenose oder Unterbindung
eines Hauptastes einer Coronararterie keinen unizentrischen Infarkt induzieren, beim Schwein geht das.

LOCHNER: Eingeschränkte Bedeutung, da kann ich natürlich nur zustimmen, es kommt ganz auf die spezielle Frage an, die man untersuchen und beantworten will.

PASCH: Eine kurze Anmerkung noch zum Problem der Verteilung
systolischer Einstrom/diastolischer Einstrom beim aortocoronaren Bypass. Man muß hier auch sehr stark unterscheiden zwischen
rechts und links. Links ist das Überwiegen des diastolischen
Einflusses gerade am aortocoronaren Bypass sehr ausgeprägt,
rechts würde ich auch beim Menschen sagen, ungefähr 50 : 50
größenordnungsmäßig. Es ist doch im Grunde genommen leicht vor-
stellbar.

DER CORONARINSUFFIZIENTE PATIENT ALS ANAESTHESIOLOGISCHES PROBLEM

D. Kettler

I. Coronare Morbidität und statistisches Anaesthesie- und Operationsrisiko des Coronarpatienten

Unter allen Todesursachen nehmen die Herz-Kreislauf-Erkrankungen in der heutigen modernen Gesellschaft den fragwürdigen ersten Platz ein. Die coronare Herzkrankheit spielt dabei die führende Rolle. Einige Zahlen mögen Ihnen das verdeutlichen:

1. Seit der Jahrhundertwende hat die Lebenserwartung für Erwachsene über 40 Jahre in den USA nicht mehr zugenommen. Hauptschuld daran tragen zum überwiegenden Teil vorzeitige coronare Herzattacken. In den USA - aus diesem westlichen Land liegen die verläßlichsten Zahlen vor - werden gegenwärtig mehr als 1 Mio. coronare Herzanfälle pro Jahr registriert. Davon kommt es in 700 000 Fällen pro Jahr zum tödlichen Ausgang. 165 000 dieser Todesfälle liegen im Lebensbereich unter 65 Jahre. In der Bundesrepublik sterben entsprechend etwa 120 000 Menschen an den Folgen einer Coronarinsuffizienz.

2. Die zunehmende Häufigkeit mit steigendem Lebensalter schließt jedoch nicht aus, daß schwere Coronarveränderungen auch bei jungen Menschen vorkommen können. So wurden zum Beispiel bei routinemäßigen Obduktionen von im Koreakrieg gefallenen amerikanischen Soldaten in 8% ein nahezu vollständiger Verschluß mindestens einer großen Coronararterie diagnostiziert (8). Das mittlere Lebensalter dieser Soldaten betrug 22 Jahre.

Im Augustheft 1975 der Zeitschrift "Anaesthesiology" kommt ROWE (19) in einem Übersichtsartikel zum Problem Anaesthesie und Coronardurchblutung zu folgendem Schluß: "Jeder männliche Erwachsene - auch wenn er keinerlei Symptome einer cardiovasculären Erkrankung zeigt - muß behandelt werden, wie ein Patient mit einer 'gewissen' Coronarsklerose" und weiter: "Personen mit Symptomen eines undefinierten Schweregrades einer Coronarinsuffizienz müssen prophylaktisch als schwer Coronarkranke eingeordnet werden".

Aus den erwähnten Zahlen und unter besonderer Berücksichtigung der Ausweitung der Chirurgie im höheren Lebensalter wird verständlich, daß Anaesthesist und Chirurg zunehmend mit coronarkranken Patienten konfrontiert werden.

Die Gefährdung des coronarkranken Patienten durch Narkose und Operation ist von mehreren Autoren statistisch untersucht worden (Tabelle 1). ROSEN u. Mitarb. (18) fanden bei einem durch-

Tabelle 1. Mortalität und Komplikationen bei Patienten mit und ohne präoperative Infarkt- oder Coronaranamnese

	Infarkt- oder Coronaranamnese		Komplikationen in %		Verhält- nis	Bezug
	mit	ohne	mit	ohne		
Arkins et al 1964	1.005	–	22,3	–	–	8-Wochen-mortalität
Dana et al 1956	101	69	7,4	1,4	5,3	Mortalität
Knapp et al 1962	427	8.557	6,0	0,7	8,6	Reinfarkte/ Infarkte
Mattingly 1963	–	–	6,6	2,9	2,3	Mortalität
Tarhan et al 1972	422	32.455	6,6	0,13	50,0	Reinfarkte/ Infarkte
Topkins et Artusio 1964	658	12.054	6,5	0,7	9,3	Reinfarkte/ Infarkte
Arkins et al 1964	27	–	40,0	–	–	Mortalität b. besteh. Früh-infarkt
Fraser et al 1967	60	–	32,0	–	–	Mortalität b. besteh. Früh-infarkt

schnittlichen chirurgischen Krankengut bei 5,2% der Patienten
präoperative EKG-Veränderungen, die auf eine coronarpathologi-
sche Situation hinwiesen. Prä-, intra- und postoperative EKG-
Untersuchungen zusammengenommen fanden sich in der gleichen Untersuchung bei etwa 20% der Patienten. Tabelle 1 gibt einen Über-
blick über verschiedene statistische Untersuchungen zum Anaesthe-
sie-Operationsrisiko bei coronarkranken Patienten bzw. bei Vorliegen eines Herzinfarktes.

Bei Vorbestehen von klinischen Symptomen bzw. EKG-Veränderungen,
die auf eine Coronarerkrankung hinweisen, liegt die unmittelbare
Mortalität in Verbindung mit Operation und Anaesthesie nach DANA
und OHLER (6) sowie MATTINGLY (16) zwischen 6,6 und 7,4%; für die
8-Wochen-Mortalität ergibt sich nach ARKINS u. Mitarb. (1) sogar
ein Wert von 22%. Diese Mortalitäts-Ziffern liegen um ein Mehr-
faches über denen von Patienten ohne Coronaranamnese.

Ebenfalls kommt es nach KNAPP u. Mitarb. (13), TARHAN u. Mitarb.
(22) sowie TOPKINS und ARTUSIO (23) bei Patienten mit Infarkt-
anamnese zu einer bis auf das 50fache erhöhten Rate eines Reinfarktes (Häufigkeit 6,6% im Vergleich zu 0,13% bei Coronargesun-
den), verglichen mit einer Infarkthäufigkeit bei Patienten ohne
vorhergehenden Herzinfarkt.

Liegt das vorhergehende Infarktereignis in den letzten 3 Monaten
vor dem operativen Eingriff (sog. Frühinfarkt), so steigt die
Mortalitätsrate infolge eines Reinfarktes sogar auf extrem hohe
Werte zwischen 30 und 40% (1, 9). Ein nicht aus vitalen Indikationen durchgeführter Eingriff in der Frühinfarktphase gilt deshalb als absolute Kontraindikation.

Zusammenfassend läßt sich feststellen, daß sich bei Patienten
mit coronarer Vorerkrankung eine statistisch gesicherte erhöhte
Rate hinsichtlich der Mortalität bzw. des Infarktrisikos ergibt.
Aufgrund der erwähnten hohen coronaren Morbidität stellt daher
die Coronarinsuffizienz quantitativ den wichtigsten Risikofaktor
für Anaesthesie und operativen Eingriff überhaupt dar.

Zum besseren Verständnis der Ursachen von Komplikationen bei coronarkranken Patienten und deren Behandlung im Rahmen von Narkose
und Operation ist die Kenntnis der Pathophysiologie der Coronarinsuffizienz Voraussetzung.

II. Pathophysiologie der Coronarinsuffizienz

Einzelheiten der Pathophysiologie des Coronarsystems sind in dem
vorhergehenden Vortrag von Herrn LOCHNER ausführlich dargelegt
worden bzw. können der Literatur entnommen werden (3, 21). In
meinem Vortrag sollen noch einige zusätzliche Bemerkungen über
das im folgenden häufig wiederkehrende Problem von "Sauerstoffangebot zu Sauerstoffbedarf" des Herzens hinzugefügt werden.

Zentrales Problem beim coronarkranken Patienten ist die Störung
der dem gesunden Coronarsystem eigenen Fähigkeit zur autoregula-
tiven Anpassung der Durchblutung an den - überwiegend durch die
Herzleistung bedingten - Sauerstoffbedarf des Myokards; im Ex-
tremfall kann beim Gesunden zum Beispiel die Coronardurchblutung
um den Faktor 5 bis 6 gesteigert werden.

Das ist bei reduzierter Coronarreserve, Folge einer Erhöhung der
vasculären oder/und myocardialen Komponente des Gefäßwiderstandes, nicht mehr möglich. Besonders im fortgeschrittenen Zustand
einer Coronarsklerose folgt die Coronardurchblutung nur noch
einer überwiegend linearen Druck-Durchfluß-Beziehung.

Da das Myokard wiederum seinen Energiebedarf im "steady state"
nur aerob voll decken und keine längere Sauerstoffschuld eingehen
kann (14), ist das Verhältnis eines ausreichenden Sauerstoffange-
bots zum aktuell gegebenen Sauerstoffbedarf für die Aufrechterhaltung der Pumpfunktion des Herzens wichtig.

Das maximal verfügbare Sauerstoffangebot kann durch das Produkt
von "maximal möglicher Coronardurchblutung x maximaler arterio-
coronarvenöser O_2-Extraktion" festgelegt werden. Eine weitere
Steigerung des Sauerstoffangebotes über einen bestimmten Grenzwert wird nicht möglich sein. Übersteigt nun der Sauerstoffbedarf
dieses maximal verfügbare Sauerstoffangebot, so wird ein schneller
Zusammenbruch der Herzfunktion die Folge sein.

Neben der Betrachtung dieser energetischen Globalbilanz für das
Herz spielen jedoch noch regionale Energieimbalanzen eine Rolle,
die für den Kliniker ohne Spezialuntersuchungsmethoden nur schwer
diagnostizierbar sind. In diesem Zusammenhang muß besonders auf
die ungleichmäßige Durchblutung der subendokardialen und subepikardialen Myokardschichten unter bestimmten Situationen hingewiesen werden (21).

Unter klinischen Bedingungen ist deshalb die Kontrolle des Sauerstoffbedarfs in der Therapie und auch bei der Narkoseführung des
coronarinsuffizienten Patienten von besonderer Wichtigkeit.

Nach einem von BRETSCHNEIDER u. Mitarb. (2, 5) angegebenen komplexen Parameter (Abb. 1), der die sauerstoffverbrauchenden Prozesse der Herztätigkeit additiv erfaßt, ist der Sauerstoffbedarf
für die isometrische Spannungsentwicklung (E_3) und die Haltebetä-
tigung (E_2) von herausragender Wichtigkeit. Basalstoffwechsel (E_0),
elektrische Aktivierungsprozesse (E_1) und die Inaktivierung des
kontraktilen Systems (E_4) spielen dagegen eine untergeordnete
Rolle. Die Einflüsse der verschiedenen sauerstoffverbrauchenden
Prozesse der Herztätigkeit sind in Abb. 2 schematisch dargestellt.
Die E-Glieder beziehen sich auf den in Abb. 1 wiedergegebenen
Bretschneider-Parameter.

$$Eg = E_0 + E_1 + E_2 + E_3 + E_4 \quad \left[\frac{ml\,O_2}{min \cdot 100g} \right]$$

$$E_0 = k_0 \ (k_0 = 7{,}0 \cdot 10^{-1})$$

$$E_1 = t_{syst} \cdot n \cdot k_1 \ (k_1 = 3{,}0 \cdot 10^{-2})$$

$$E_2 = P_{syst} \cdot \sqrt[2]{ESV/100g} \cdot t_{Ausw.} \cdot n \cdot k_2 \ (k_2 = 2{,}0 \cdot 10^{-4})$$

$$E_3 = \frac{dp}{dt} max \cdot n \cdot k_3 \ (k_3 = 1{,}2 \cdot 10^{-5})$$

$$E_4 = \frac{d^2p}{dt^2} max \cdot n \cdot k_4 \ (k_4 = 1{,}0 \cdot 10^{-8})$$

*Abb. 1. Komplexer hämodynamischer Parameter nach BRETSCHNEIDER
zur Ermittlung des O_2-Verbrauches des linken Ventrikels (Eg).
E_0 = O_2-Verbrauch für den Basalstoffwechsel unter Normothermie.
E_1 = O_2-Verbrauch der elektrischen Aktivierungsprozesse.
E_2 = O_2-Verbrauch während der Haltebetätigungsphase in der Aus-
treibungsperiode.
E_3 = O_2-Verbrauch für die isometrische Spannungsentwicklung.
E_4 = O_2-Verbrauch für die Inaktivierung des kontraktilen Appa-
rates.
Abkürzungen: t_{syst} = elektrische Systolendauer, P_{syst} = maxima-
ler systolischer Druck, ESV = endsystolisches Volumen, $t_{Ausw.}$ =
Auswurfdauer, $\frac{dp}{dt}max$ = maximale Druckanstiegsgeschwindigkeit und
$\frac{d^2p}{dt^2}max$ = maximale Druckanstiegsbeschleunigung im linken Ventrikel, n = Herzfrequenz. k_0 - k_4 = empirisch gewonnene Konstanten*

Für klinische Belange kurzgefaßt läßt sich sagen, daß insbesondere Änderungen der Herzfrequenz, des kontraktilen Status, des
Ventrikeldrucks und -Volumens den O_2-Bedarf des Herzens beeinflussen. Diese Größen müssen deshalb beim "Monitoring" des Coro-

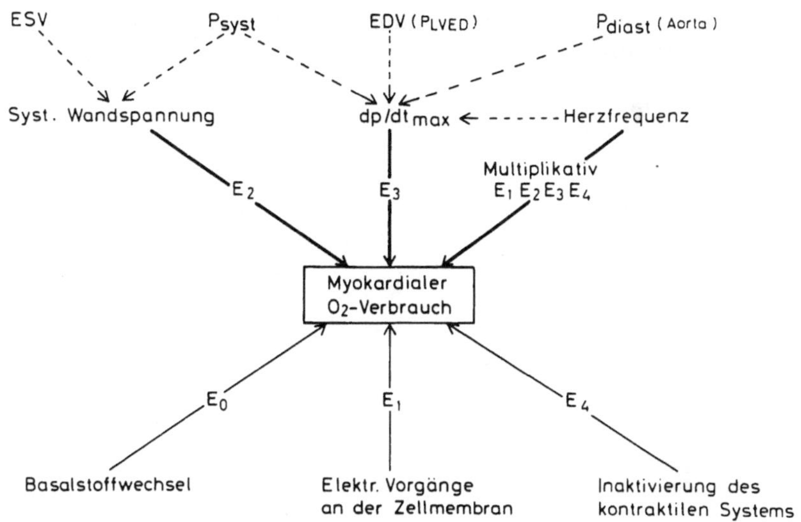

Abb. 2. Schematische Übersicht über den Einfluß verschiedener hämodynamischer Größen auf den myokardialen O_2-Verbrauch. Die stärkeren Verbindungslinien geben dominierende Einflüsse, die schwächeren Linien Einflüsse von geringerer Bedeutung auf den O_2-Verbrauch des Myokards wieder. Die Symbole E_0 - E_4 beziehen sich auf den in Abb. 1 dargestellten Parameter

narpatienten vor, während und nach der Narkose besonders beachtet werden.

Da es unter klinischen Bedingungen schwerfällt, die in dem Parameter wiedergegebenen hämodynamischen Größen in ihrer Vielfalt kontinuierlich zu messen, sei in diesem Zusammenhang noch an einige auch dem Anaesthesisten in seiner Routinetätigkeit zugängliche Parameter erinnert, die eine grobe <u>Abschätzung des myokardialen Energiebedarfs</u> ermöglichen:

1. modifizierter "tension-time-Index" nach BRETSCHNEIDER (<u>3</u>):
   P_{syst} x $\sqrt{Herzfrequenz}$
2. sog. "blood pressure heart rate product":
   P_{syst} x Herzfrequenz.

Nach Untersuchungen von GOBEL u. Mitarb. (<u>10</u>) korreliert besonders der letzte Parameter in der Klinik recht gut mit dem myokardialen O_2-Verbrauch.

Das Ausmaß der Störung der Coronarfunktion ist leider für den Anaesthesisten, insbesondere wenn ihm nur die üblichen Voruntersuchungen wie Anamnese, Ruhe-EKG und Blutdruckwerte zur Verfügung stehen, schwer abschätzbar. Aus coronarangiographischen Befunden von LICHTLEN (<u>15</u>) an Patienten mit pektanginösen Beschwerden geht hervor, daß bei 55% der untersuchten Patienten totale Verschlüsse, subtotale Verschlüsse bei 31% und partielle Verschlüsse bei 14% vorlagen. Bei 9% der Fälle ließen sich totale

Verschlüsse an zwei Ästen und immerhin bei 1,1% sogar an drei
Ästen nachweisen (Abb. 3).

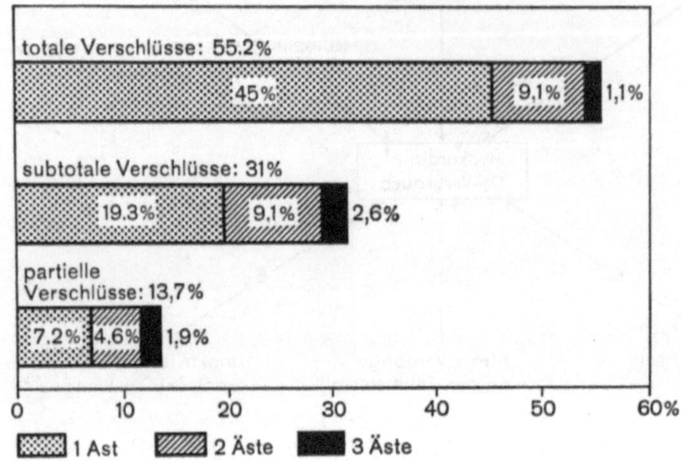

*Abb. 3. Schweregrad der Coronarsklerose (nach LICHTLEN). Analyse
von 265 Patienten mit klinisch manifester Coronarsklerose. Selek-
tive Coronarographie nach SONES. Berücksichtigt sind die rechte
Coronararterie, der Ramus interventricularis anterior und der
Ramus circumflexus sinister*

Infolge des chronischen Charakters der coronaren Herzkrankheit
müssen weiterhin häufig linksventriculäre Kontraktionsanomalien
in Betracht gezogen werden, die Folge einer regionalen inadäqua-
ten Sauerstoffversorgung des Myokards sind. Dazu gehören nach
LICHTLEN (15):

1. eine latente oder manifeste Herzinsuffizienz mit Reduktion
der linksventriculären Compliance, die wiederum durch Erhöhung
der myokardialen Komponente des Gefäßwiderstandes die Coronardurchblutung behindern kann. Insgesamt beobachtet man nicht selten eine Verschlechterung der linksventriculären Funktion mit
Abflachung und Verschiebung der Ventrikelfunktionskurve nach
rechts (Abb. 4).

2. Asynergistische Kontraktionsabläufe, insbesondere bei Ausbildung von Ventrikelaneurysmen nach Infarktgeschehen sind möglich
und führen zu einer oft enormen Erhöhung der Wandspannung des
Myokards und einem konsekutiven O_2-Verbrauchsanstieg.

3. Sehr häufig kommen bei Coronarpatienten verschiedenartige
Rhythmusstörungen vor, die die Ventrikelfunktion weiterhin ver-
schlechtern und die die coronarwirksame Diastolendauer vermindern
können.

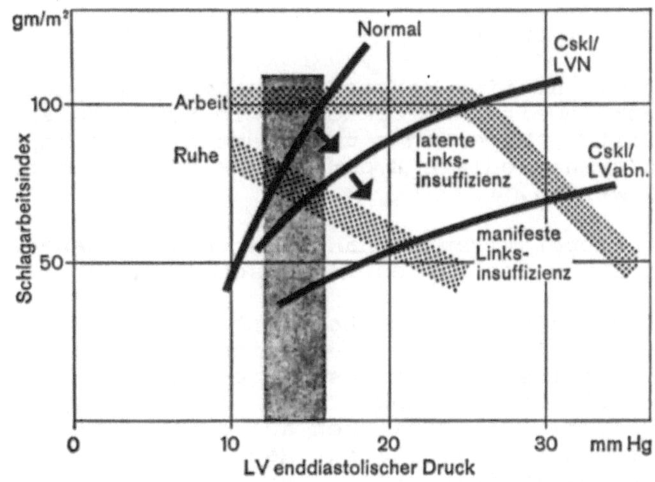

Abb. 4. Ventrikelfunktion bei Coronarsklerose in Ruhe und unter Arbeit (nach LICHTLEN). Relation zwischen Schlagarbeit (Ordinate) und enddiastolischem Ventrikeldruck (Abszisse). Bei noch normaler linker Ventrikelfunktion wird bei Coronarsklerose (Cskl/LVN) die Schlagarbeit noch suffizient gesteigert. Dabei kommt es gleichzeitig zu einer abnormen Zunahme des enddiastolischen Druckes (latente Linksinsuffizienz). Bei anatomisch geschädigtem linken Ventrikel (Cskl/LVabn.) kann bei gleicher Belastung die Schlagarbeit trotz Steigerung des enddiastolischen Druckes nicht mehr der Norm entsprechend erhöht werden (manifeste Linksinsuffizienz). Die Ventrikelfunktionskurve verlagert sich somit mit zunehmender kardialer Insuffizienz nach rechts. Schraffiert = Normbereich für Schlagarbeit und enddiastolischen Druck in Ruhe und unter Arbeitsbelastung

III. Vorbereitung zur Narkose und Durchführung der Narkose

1. Narkosevorbereitung

Hauptanliegen des Anaesthesisten muß es sein, den coronarkranken Patienten zu erkennen und evtl. durch eine Vorbehandlung das Risiko zu vermindern. In diesem Rahmen hat die präoperative Visite einen wichtigen Stellenwert. Neben einer ausgedehnten anamnestischen Befragung des Patienten nach Angina pectoris-Anfällen, vorhergehenden Herzinfarkten (Zeitpunkt des letzten Infarktgeschehens besonders wichtig), Belastbarkeit des Patienten, wird der Anaesthesist folgende minimale diagnostische Voruntersuchungen anordnen und auswerten müssen:

EKG (im Zweifelsfall Belastungs-EKG) mit Differenzierung von Rhythmusstörungen,
Blutdruck (Hypertonus?),
Größe und Gewicht,
Blutzuckerwert,

Blutfettstatus,
Elektrolytwerte.

Auf die häufige Vergesellschaftung des Coronarleidens mit solchen hinweisenden Faktoren wie Hypercholesterinämie, Diabetes mellitus, Hypertonus und elektrokardiographisch diagnostizierte linksventriculäre Hypertrophie soll hier nur am Rande hingewiesen werden.

An präoperativen Maßnahmen stehen dem Anaesthesisten für die Vorbereitung des Patienten verschiedene Möglichkeiten zur Verfügung:

1. Behandlung von Rhythmusstörungen,
2. Digitalisierung bei Herzinsuffizienz,
3. Normalisierung eines erniedrigten Kaliumspiegels,
4. evtl. Einstellung eines Diabetes mellitus,
5. psychisches Einwirken auf den Patienten im Rahmen der Prämedikationsvisite zur Reduzierung einer präoperativen Excitation,
6. ausreichende präoperative Sedierung mit geeigneten Pharmaka.

Coronardilatatoren haben heute keinen Platz mehr in der präoperativen Behandlung des Coronarpatienten.

2. Narkosetechnik unter besonderer Berücksichtigung der pharmakologischen Eigenschaften der Anaesthetica

Für die Narkoseeinleitung sollte ein intravenös injizierbares Präparat verwendet werden. Eine Narkoseeinleitung mit Inhalationsanaesthetica hat den Nachteil, daß einmal die Einleitungsphase relativ lang und gelegentlich für den Patienten psychisch belastend ist und zum anderen die Inhalationsanaesthetica selbst ausgeprägte negativ inotrope Effekte auslösen. Des weiteren kommt es unter Halothan-Einleitung häufiger zu Rhythmusstörungen. Von den intravenösen Hypnotica, die zur Narkoseeinleitung verwendet werden, müssen grundsätzlich solche Präparate bevorzugt werden, die keine stärkeren negativ inotropen Nebenwirkungen hervorrufen und nicht durch pharmakologische Eigenwirkungen auf Blutdruck, Herzfrequenz und Kontraktilität den Sauerstoffverbrauch des Myokards erheblich erhöhen.

Ich komme im folgenden Teil meines Beitrags deshalb zu einer Besprechung der Effekte intravenöser Anaesthetica auf die Hämodynamik, die Myokarddurchblutung und den myokardialen O_2-Verbrauch. Diese vergleichenden Untersuchungen wurden im Rahmen eines langfristigen Projektes in den letzten Jahren von der Arbeitsgruppe SONNTAG an nicht prämedizierten kreislaufgesunden Patienten durchgeführt. Dabei wurde die Coronardurchblutung mittels der Argon-Methode nach BRETSCHNEIDER u. Mitarb. (4) und RAU (17) durchgeführt. Einzelheiten der Methodik und der Ergebnisse können der Monographie von SONNTAG (20) entnommen werden.

a) Hämodynamische Effekte intravenöser Anaesthetica (Tabelle 2).
Der mittlere arterielle Druck nahm bei den kreislaufgesunden Patienten unter allen verwendeten Anaesthetica nur geringfügig ab. Ketamine führte sogar zu leichtem Druckanstieg.

Tabelle 2. Hämodynamische Veränderungen nach Narkoseeinleitung mit verschiedenen intravenösen Anaesthetica. MAP = mittlerer arterieller Druck, HR = Herzfrequenz, dp/dt_{max} = maximale Druckanstiegsgeschwindigkeit im linken Ventrikel. Erklärungen s. Text

	n	MAP (mm Hg)		HR (1/min)		dp/dt_{max} (mm Hg/sec)	
		vor	unter	vor	unter	vor	unter
Ketamine	14	99$\pm$3	110$\pm$4[c]	79$\pm$4	107$\pm$7[d]	2050$\pm$68	2320$\pm$179
Droperidol + Fentanyl (NLA)	10	105$\pm$4 ⟵	91$\pm$4 / 93$\pm$4	77$\pm$3 ⟵	94$\pm$4[a] / 79$\pm$3[a]	2260$\pm$56 ⟵	2370$\pm$54[a] / 2140$\pm$67[a]
Methohexital	7	98$\pm$4	96$\pm$5	82$\pm$3	107$\pm$3[a]	2030$\pm$98	1770$\pm$109[c]
Thiopental	7	94$\pm$1	87$\pm$2[c]	81$\pm$4	107$\pm$6[c]	1280$\pm$59	1107$\pm$38[c]
Etomidate	5	92$\pm$2	90$\pm$2	81$\pm$4	88$\pm$4[b]	1160$\pm$49	1180$\pm$38
Propanidid	7	92$\pm$3	88$\pm$2[a]	79$\pm$3	129$\pm$3[d]	1510$\pm$89	1300$\pm$82[a]
Althesin	7	97$\pm$4	91$\pm$3[a]	79$\pm$4	114$\pm$9[c]	1400$\pm$81	1470$\pm$79[a]
Cremophor EL	3	92$\pm$2	90$\pm$2	80$\pm$2	78$\pm$5	1490$\pm$76	1440$\pm$48

a) $p < 0,05$; b) $p < 0,01$; c) $p < 0,0025$; d) $p < 0,0005$

Ketamine, Droperidol als Teilkomponente der NLA, Propanidid und Althesin bedingten stärkere Herzfrequenzsteigerungen. Die Barbiturate und besonders das neue Präparat Etomidate (12) verändern die Herzfrequenz dagegen nur unwesentlich. Fentanyl, analgetischer Bestandteil der NLA, bewirkte sogar eine Frequenzabnahme.

Als Ausdruck einer Kontraktilitätsminderung nimmt die maximale Druckanstiegsgeschwindigkeit im linken Ventrikel nach Barbiturat- und Propanididwirkung stärker ab. Die übrigen Präparate bedingen nur diskrete Veränderungen von dp/dt_{max}.

b) Myokardialer Sauerstoffverbrauch unter dem Einfluß verschiedener intravenöser Anaesthetica (Tabelle 3). Die beschriebenen unterschiedlichen hämodynamischen Reaktionen schlagen sich zwangsläufig in Veränderungen des myokardialen Sauerstoffbedarfs nieder. So führen zum Beispiel Ketamine (Abb. 5) und Propanidid (Abb. 6) zu einem Anstieg des Sauerstoffverbrauchs des Herzens um 65 bzw. 82% und sind deshalb für Coronarpatienten schlecht geeignet. Während die Barbiturate eine Mittelstellung einnehmen (vgl. Tabelle 3), wird der myokardiale O_2-Verbrauch durch Etomidate (Abb. 7) nur unwesentlich beeinflußt. Dieses neue Präparat befindet sich noch im Rahmen der klinischen Untersuchung und wurde inzwischen zur Registrierung und Zulassung angemeldet. Es hat sich in den bisherigen klinischen Untersuchungen nach unserer und anderer Untersucher Meinung hinsichtlich seiner geringen Nebenwirkungen auf Atmung und Kreislauf hervorragend bewährt.

Noch ein Wort zur Neuroleptanalgesie, die an unserem Institut heute in modifizierter Form Narkosemethode der Wahl bei kardio-

Tabelle 3. Einfluß verschiedener intravenöser Anaesthetica auf die Myokarddurchblutung (MBF), die arterio-coronar-venöse O_2-Gehaltsdifferenz (AVDO$_2$), den coronaren Gefäßwiderstand (CVR) und den myokardialen Sauerstoffverbrauch ($M\dot{V}O_2$). Erklärungen s. Text

	n	MBF (ml/min X 100g) vor	unter	$M\dot{V}O_2$ (ml/min x 100g) vor	unter	AVDO$_2$ (Vol. %) vor	unter	CVR ($\frac{mm\ Hg}{ml/min\ x\ 100\ g}$) vor	unter
Ketamine	14	92+5	168+21[c]	11.1+0.6	18.4+2.0[c]	11.9+0.3	11.9+0.4	0.94+0.04	0.66+0.07[b]
Droperidol + Fentanyl (NLA)	10	97+7	139+13[b] 92+ 7[b]	10.3+0.8	14.3+1.0[b] 9.2+0.5[b]	10.8+0.6	10.9+0.7 10.4+0.7	0.91+0.06	0.60+0.03[b] 0.93+0.07[b]
Methohexital	7	93+3	126+6[c]	10.9+0.6	15.1+1.1[c]	10.8+0.4	11.9+0.5	0.90+0.07	0.65+0.05[b]
Thiopental	7	83+4	129+8[c]	9.2+0.6	14.3+0.8[c]	10.9+0.4	11.1+0.5	0.97+0.05	0.62+0.06[b]
Etomidate	5	88+4	105+4[b]	10.5+0.8	11.1+0.8	11.8+0.6	10.5+0.5[b]	0.89+0.05	0.72+0.03[a]
Propanidid	7	93+4	182+10[c]	10.6+0.6	19.3+1.6[c]	11.4+0.4	11.1+0.6	0.92+0.04	0.43+0.03[c]
Althesin	7	96+2	173+22[c]	10.8+0.9	18.6+2.7[c]	11.1+0.8	11.0+0.9	0.90+0.1	0.52+0.06[c]
Cremophor EL	3	92+4	97+ 9	10.5+0.5	10.8+1.9	11.2+0.5	11.1+0.9	0.90+0.05	0.84+0.09

a) p < 0,05; b) p < 0,01; c) p < 0,005

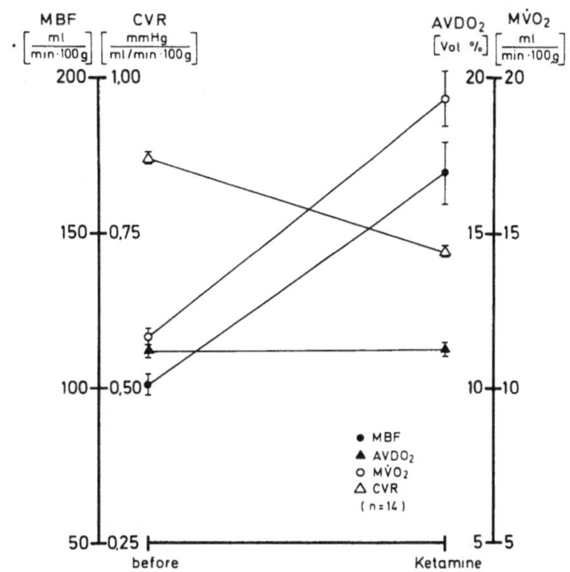

*Abb. 5. Einfluß von 5 mg/kg KG Ketamine auf die Myokarddurch-
blutung (MBF), den coronaren Gefäßwiderstand (CVR), die arterio-
coronarvenöse O_2-Gehaltsdifferenz ($AVDO_2$) und den myokardialen
Sauerstoffverbrauch ($M\dot{V}O_2$). Mittelwerte von 14 untersuchten
Patienten. Die Werte links wurden im Wachzustand, die Werte
rechts unter Ketaminewirkung gewonnen. Ketamine bedingt eine
erhebliche Zunahme des myokardialen Sauerstoffverbrauches*

vasculären Risikopatienten ist. Nach der von HENSCHEL angegebenen Praxis wird die NLA mit 15 - 25 mg Dehydrobenzperidol eingeleitet, gefolgt von etwa 0,5 mg Fentanyl.

Unsere Befunde sprechen gegen eine solche Technik bei Risikopatienten, da die alleinige DHB-Injektion zu einer erheblichen
Tachykardie infolge peripherer Widerstandserniedrigung mit kon-
sekutivem Anstieg des myokardialen Sauerstoffbedarfs führt
(Abb. 8) (11, 20). Erst die nachfolgende Fentanylgabe bringt
die erhöhten O_2-Verbrauchswerte auf das Ausgangsniveau zurück.

Wir haben deshalb die NLA-Technik für diese Patienten in fol-
gender Weise modifiziert:

Nach der Narkoseeinleitung mit einem Barbiturat oder Etomidate
wird mit Pancuroniumbromid relaxiert, mit geringen Succinyl-
cholindosen intubiert und die Narkose anschließend mit einer
gesteuerten Fentanyl-Infusion unter gleichzeitiger N_2O/O_2-Be-
atmung fortgeführt. Mit dieser Methode ist die durch die Narkose bedingte Komplikationsrate auf ein Minimum gesenkt worden.

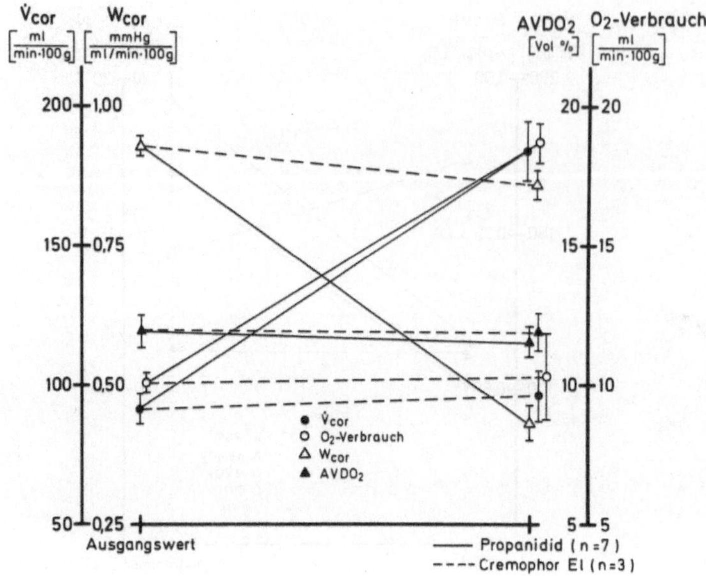

Abb. 6. Einfluß von 7 mg/kg KG Propanidid auf die Myokarddurchblutung und den myokardialen Sauerstoffverbrauch. Die Symbole entsprechen der Abb. 5. Ähnlich wie Ketamine führt auch Propanidid zu einer erheblichen Steigerung des myokardialen O_2-Verbrauches. Das Lösungsmittel für Propanidid – Cremophor El – führte dagegen zu keinen nennenswerten Änderungen der coronaren Hämodynamik

3. Häufige intraoperative nicht durch Anaesthetica bedingte Komplikationen bei coronaren Risikopatienten

Diese Komplikationen lassen sich in folgenden Schwerpunkten zusammenfassen:

a) **Intubations-Extubations-Effekte**. Die Mehrzahl der Coronarpatienten reagiert auf den Intubationseffekt mit oft schweren hypertonen Krisen und Tachyarrhythmien, die die coronare Sauerstoffversorgung in Frage stellen müssen. Eine ausreichend tiefe Narkose mit optimaler analgetischer Komponente kann diesen Effekt weitgehend verhindern. Aus diesem Grund sind wir in Göttingen dazu übergegangen, schon unter der Einleitungsphase die Fentanyl-Infusion zu starten. Dennoch auftretende derartige Hypertonien müssen unverzüglich durch medikamentöse Gegenmaßnahmen, z. B. mit Nitroglycerin oder Nitroprussid-Natrium, behoben werden. Entsprechendes gilt für die Extubation.

b) **Ventilation und Oxygenierung**. Gefährlich ist besonders eine stärkere Hyperventilation, da durch eine Verminderung des arteriellen pCO_2 häufig Extrasystolen auftreten können. In diesem Zusammenhang sei darüber hinaus auf den von EBERLEIN (7) und

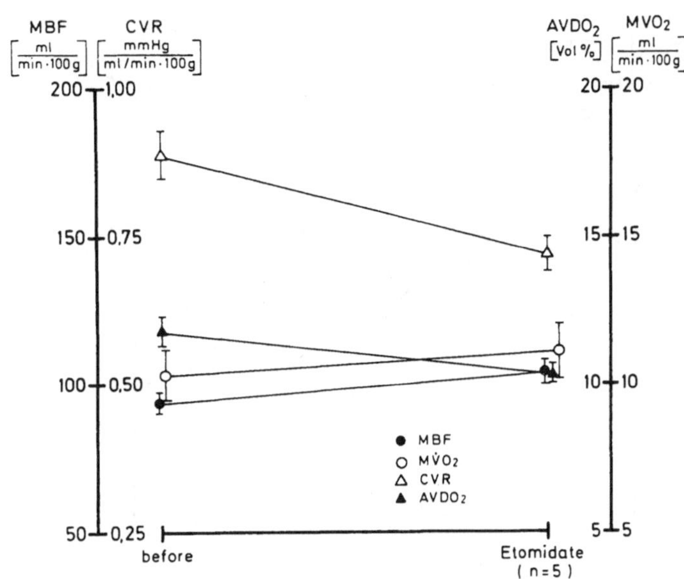

Abb. 7. Einfluß von 0,12 mg/kg KG x min (Untersuchungsdauer 10 min) Etomidate auf die Myokarddurchblutung und den myokardialen O_2-Verbrauch. Unter Etomidate kommt es nur zu geringfügigen und nicht-signifikanten Änderungen der coronaren Hämodynamik einschl. des O_2-Verbrauches. Die Symbole entsprechen der Abb. 5

anderen Autoren untersuchten coronardilatatorischen Effekt des CO_2 hingewiesen.

Neben einer Normoventilation muß auch auf eine ausreichende Oxygenierung geachtet werden. Wegen der oft gleichzeitig bestehenden respiratorischen Störungen bei diesen Patienten gibt der inspiratorische Sauerstoffgehalt allein keine Auskunft über eine adäquate Oxygenierung. Dazu ist die Kontrolle des arteriellen pO_2 - in schweren Fällen z. B. mit der Hautelektrode kontinuierlich möglich - wichtig.

Bei bestehender Störung der Atemfunktion sollte darüber hinaus eine eventuelle postoperative kontrollierte oder assistierte Beatmung frühzeitig ins Auge gefaßt werden. Diese kommt selbstverständlich auch in all den Fällen in Frage, bei denen postoperativ schwere zirkulatorische Probleme auftreten.

c) Lagerungsprobleme. Nicht selten kommt es nach Umlagerung des Patienten in eine extreme Seiten- oder Bauchlage bzw. auch infolge einer Aufrichtung des Patienten zu schweren kardiovasculären Veränderungen. Derartige Lagerungen sind z. B. in der Urologie, Thorax- und Gefäßchirurgie sowie Neurochirurgie nicht selten.

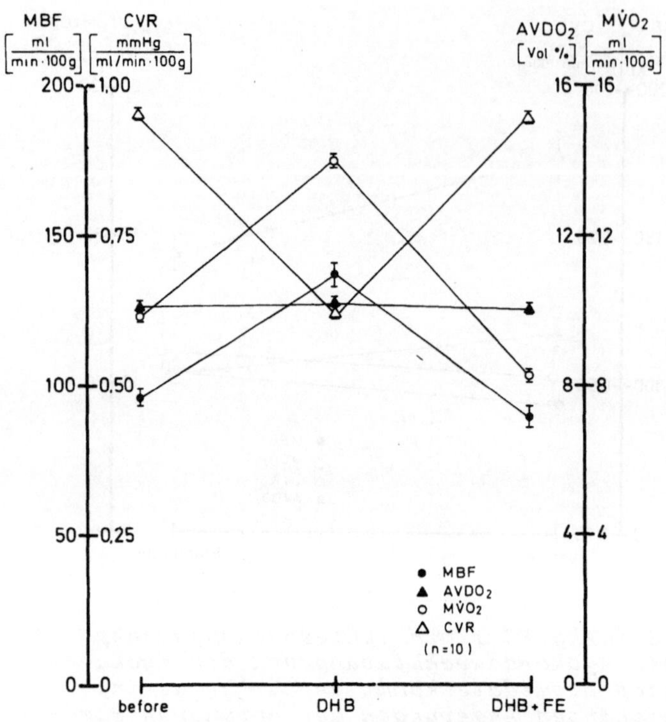

*Abb. 8. Einflüsse der pharmakologischen Komponenten der Neuro-
leptanalgesie - Dehydrobenzperidol (0,3 mg/kg KG) und Fentanyl
(0,007 mg/kg KG) - auf die Myokarddurchblutung und den myokardialen Sauerstoffverbrauch. Nach der Dehydrobenzperidol-Injektion
kommt es zunächst zu einem Anstieg der Myokarddurchblutung und
des O₂-Verbrauches. Diese Veränderungen werden durch die nachfolgende Fentanyl-Injektion auf das Ausgangsniveau zurückgeführt.
Die Symbole entsprechen der Abb. 5*

5. Überwachung des Patienten in der Narkose

Unerläßlich ist neben der Kontrolle der Ventilation und Oxygenierung eine ständige Überwachung des EKG, die schon vor der
Narkoseeinleitung und Intubation begonnen werden muß. Gleichzeitig müssen der zentrale Venendruck und - wo immer möglich -
auch der arterielle Druck blutig kontinuierlich bestimmt werden.
Letzteres ist über eine einfache Punktion einer A. brachialis
leicht möglich und sollte großzügiger als das bisher üblich ist
angewendet werden. Durch den arteriellen Zugang können auch häufige arterielle Blutproben zur Bestimmung des Säure-Basen-Haushaltes und der Blutgase in regelmäßigen Abständen entnommen
werden.

Die in letzter Zeit vielfach propagierte und mit Hilfe von Ein-
schwemmkathetern auch leicht durchzuführende Katheterisierung
der A. pulmonalis zur kontinuierlichen Messung des pulmonalen
Arteriendruckes und der zentralvenösen O₂-Sättigung ist besonders bei den Patienten von großem diagnostischem Wert, bei denen
eine latente oder manifeste Herzinsuffizienz besteht.

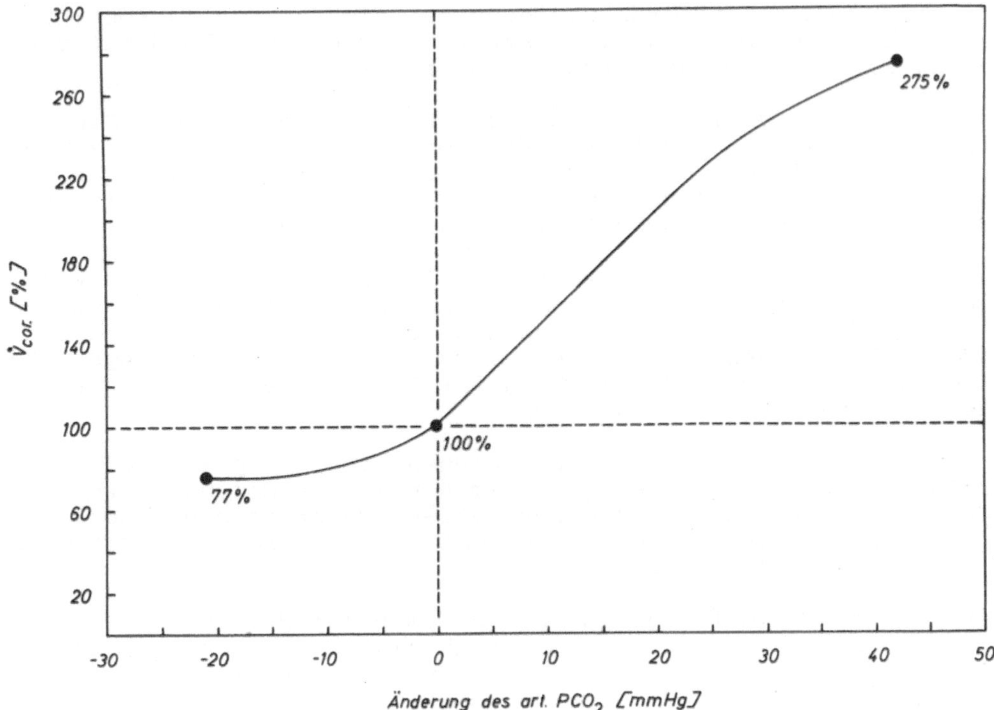

Abb. 9. Einfluß des arteriellen pCO_2 auf die Myokarddurchblutung (nach EBERLEIN). Ausgehend von einem pCO_2 von 40 mmHg (100%) führt eine Steigerung des arteriellen pCO_2 zu einer erheblichen Zunahme der Myokarddurchblutung. Umgekehrt bedingt eine Senkung des pCO_2 unter 40 mmHg eine – wenn auch geringfügigere – Reduktion der Coronardurchblutung ($\dot{V}_{cor}$)

IV. Postoperative Intensivbehandlung des coronarinsuffizienten Patienten

Grundsätzlich gelten auch hier die bereits erwähnten Kriterien: Kontrolle des myokardialen Energiebedarfs und Verbesserung des Sauerstoffangebotes soweit wie möglich. Folgende prinzipielle Möglichkeiten bieten sich dafür an:

Senkung des O_2-Bedarfs	Erhöhung des O_2-Angebotes
1. Verminderung der Herzarbeit (z. B. Drucksenkung bei excessivem Hypertonus) 2. Verbesserung eines schlechten hämodynamischen Nutzeffektes (Wahl des Narkoseverfahrens, Rhythmusbehandlung, Digitalisierung)	1. Erhöhung einer reduzierten O_2-Kapazität (Transfusion) 2. Verbesserung einer erniedrigten arteriellen O_2-Sättigung (O_2, Beatmung) 3. Anhebung eines abgesunkenen Perfusionsdruckes (Volumeninfusion, Catecholamine) 4. Verlängerung einer verkürzten Diastolendauer (Rhythmusbehandlung)

Eine konsequente Monitorüberwachung muß sich an die Narkose naht-
los anschließen. Dies ist mit batteriebetriebenen EKG-Monitoren
während des Transportes durchaus möglich.

Wegen der durch Unterkühlung einerseits und sympathische Schmerz-
reize andererseits ausgelösten Vasoconstriction sollte eine Tem-
peraturkontrolle und eine eventuelle Erwärmung des Patienten sowie eine ausreichende unmittelbar an die Operation anschließende
postoperative analgetische Therapie beachtet werden.

Schließlich muß bei Hypovolämie evtl. unter gleichzeitiger vor-
sichtiger medikamentöser Vasodilatation das fehlende intravasale
Volumen ersetzt werden. Kommt es dennoch zu einem stärkeren Blutdruckabfall, verwenden wir zunächst eine dem Patienten angepaßte
Infusion von Dopamin, das sich in der Regel anderen vasoconstrin-
gierenden Pharmaka überlegen zeigt.

Trotz all dieser Maßnahmen kann gelegentlich ein postoperatives
kardiales Versagen, insbesondere im Rahmen der Coronarchirurgie,
nicht verhindert werden, und der Patient gerät in einen sog.
kardiogenen Schock, der mit einer extrem hohen Mortalitätsrate
zwischen 70 und 80% belastet ist.

Hier versagen in der Regel auch medikamentöse Maßnahmen wie
Catecholamin- und Digitalisgabe. Mechanische apparative Verfahren zur Kreislaufunterstützung wie die intraaortale Gegenpulsation - auf dieses Verfahren wird im weiteren Verlauf des Sympo-
siums noch eingegangen werden - sind dann die letzten zur Verfügung stehenden therapeutischen Mittel. Nach eigenen Erfahrungen
hat sich diese Methode vor allem in der postoperativen Behandlung
des "low output-Syndroms" hervorragend bewährt.

Ausgehend von der coronaren Morbidität und dem statistischen
Anaesthesie- und Operationsrisiko des Coronarpatienten habe ich
in meinem Beitrag unter Zugrundelegung der Pathophysiologie der
Coronarinsuffizienz versucht, Ihnen Kriterien für die Vorbereitung, Narkoseführung - einschließlich der Narkoseüberwachung -
und die Intensivbehandlung des coronarkranken Patienten darzu-
stellen.

Unter Berücksichtigung des Ansteigens der coronaren Herzkrankheit und der hohen Komplikations- und Mortalitätsrate dieser Patienten werden wir unsere Bemühungen verstärken müssen, den Coronarpatienten vor der Operation rechtzeitig zu erfassen, um
ihm eine adäquate Behandlung vor, während und nach der Operation
angedeihen zu lassen.

Dieses Ziel kann letztlich nur erreicht werden, wenn schon der
Hausarzt bzw. der präoperativ vorbehandelnde Internist gemein-
sam mit den Chirurgen und Anaesthesisten unter Hinzuziehung der
klinischen Kardiologen die erforderlichen Maßnahmen für den einzelnen Patienten in die Wege leitet. Gerade die Verbesserung der
interdisziplinären Zusammenarbeit, die auch in einer speziellen
Ausbildung ihren Niederschlag finden muß, scheint mir der einzig
gangbare Weg, das Anaesthesie- und Operationsrisiko für diese
Patienten zu vermindern.

Zusammenfassung

In diesem Beitrag werden die coronare Morbidität und das statistische Anaesthesie- und Operationsrisiko des Patienten mit coronarer Herzkrankheit unter Auswertung verschiedener Langzeituntersuchungen dargestellt.

Basierend auf den pathophysiologischen Grundlagen der Coronarinsuffizienz werden prä-, intra- und postoperative Risikofaktoren im Rahmen von Anaesthesie und Narkose abgeleitet und entsprechende prophylaktische und therapeutische Maßnahmen diskutiert.

Auf die hämodynamischen Effekte intravenöser Anaesthesie-Verfahren einschließlich ihres Einflusses auf den O_2-Bedarf des Myokards wird gesondert eingegangen.

Literatur

1. ARKINS, R., SMESSAERT, A. A., HICKS, R. G.: Mortality and morbidity in surgical patients with coronary artery disease. J. Amer. med. Ass. 190, 485 (1964)
2. BRETSCHNEIDER, H. J.: Die hämodynamischen Determinanten des myokardialen Sauerstoffverbrauches. In: Die therapeutische Anwendung β-sympathikolytischer Stoffe (H. J. DENGLER, Hrsg.). Stuttgart: Schattauer 1972
3. BRETSCHNEIDER, H. J.: Aktuelle Probleme der Koronardurchblutung und des Myokardstoffwechsels. Regensburg. Jb. ärztl. Fortbild. 15, 1 (1967)
4. BRETSCHNEIDER, H. J., COTT, L., HILGERT, G., PROBST, R., RAU, G.: Gaschromatographische Trennung und Analyse von Argon als Basis einer neuen Fremdgasmethode zur Durchblutungsmessung von Organen. Verh. dtsch. Ges. Kreisl.-Forsch. 32, 267 (1966)
5. BRETSCHNEIDER, H. J., COTT, L. A., HENSEL, I., KETTLER, D., MARTEL, J.: Ein neuer komplexer hämodynamischer Parameter aus 5 additiven Gliedern zur Bestimmung des O_2-Bedarfs des linken Ventrikels. Pflügers Arch. ges. Physiol. 319, 14 (1970)
6. DANA, J. B., OHLER, R. L.: Influence of heart disease on surgical risk. J. Amer. med. Ass. 160, 878 (1956)
7. EBERLEIN, H. J.: Koronardurchblutung und Sauerstoffversorgung des Herzens unter verschiedenen CO_2-Spannungen und Anaesthetika. Arch. Kreisl.-Forsch. 50, 18 (1966)
8. ENOS, W. F., HOLMES, R. H., BEYER, J.: Coronary artery disease among United State soldiers killed in action in Korea. J. Amer. med. Ass. 152, 1090 (1953)
9. FRASER, G., HAMILTON, S. D.: Anesthesia and recent myocardial infarction. J. Amer. med. Ass. 199, 318 (1967)
10. GOBEL, F. L., NORDSTROM, L. A., ALEXANDER, C. S., SAKO, Y.: Exercise myocardial blood flow in surgically and medically treated patients with ischemic heart disease. Amer. J. Cardiol. 25, 139 (1975)
11. KETTLER, D.: Sauerstoffbedarf und Sauerstoffversorgung des Herzens in Narkose. Anaesthesiologie und Wiederbelebung, Bd. 67. Berlin-Heidelberg-New York: Springer 1973
12. KETTLER, D., SONNTAG, H., DONATH, U., REGENSBURGER, D., SCHENK, H. D.: Hämodynamik, Myokardmechanik, Sauerstoffbedarf und Sauerstoffversorgung des menschlichen Herzens unter Narkoseeinleitung mit Etomidate. Anaesthesist 23, 116 (1974)

13. KNAPP, R. P., TOPKINS, M. J., ARTUSIO, J. F.: The cerebrovascular accident and coronary occlusion in anesthesia. J. Amer. med. Ass. 182, 332 (1962)
14. KÜBLER, W.: Tierexperimentelle Untersuchungen zum Myokardstoffwechsel im Angina pectoris-Anfall und beim Herzinfarkt. Bibl. cardiol. (Basel) 21, (1968)
15. LICHTLEN, P.: Die Myokardfunktion bei Coronarsklerose. Triangel 9, 282 (1971)
16. MATTINGLY, T. W.: Patients with coronary artery disease as a surgical risk. Amer. J. Cardiol. 12, 279 (1963)
17. RAU, G.: Messungen der Coronardurchblutung mit der Argon-Fremdgasmethode. Arch. Kreisl.-Forsch. 58, 322 (1969)
18. ROSEN, M., MUSHIN, W. W., KILPATRICK, G. S., CAMPBELL, H., DAVIES, L. G. G., HARRISON, E.: Study of myocardial ischaemia in surgical patients. Brit. med. J. 1415, 1966 II
19. ROWE, G. G.: Responses of the coronary circulation to physiologic changes and pharmacologic agents. Anesthesiology 41, 182 (1974)
20. SONNTAG, H.: Coronardurchblutung und Energieumsatz des menschlichen Herzens unter verschiedenen Anaesthetica. Anaesthesiologie und Wiederbelebung, Bd. 79. Berlin-Heidelberg-New York: Springer 1973
21. SCHAPER, W.: Physiologie des Koronarkreislaufs. In: Kongreßbericht der Jahrestagung der Dtsch. Ges. für Anaesthesie und Wiederbelebung Erlangen 1974 (E. RÜGHEIMER, Hrsg.). Erlangen: Perimed 1975
22. TARHAN, S., MOFFITT, E. A., TAYLOR, W. F., GIULIANI, E. R.: Myocardial infarction after general anesthesia. J. Amer. med. Ass. 220, 1451 (1972)
23. TOPKINS, M. J., ARTUSIO, J. F. Jr.: Myocardial infarction and surgery. Anesth. Analg. Curr. Res. 43, 716 (1964)

Diskussion zum Vortrag KETTLER

Vorsitz: H. Lennartz

LOCHNER: Herr KETTLER, Sie haben gesagt, daß das CO_2 das Coronargefäßsystem in beiden Richtungen beeinflußt: Hyperkapnie führt zur Coronardilatation und Hypokapnie zur Coronarconstriction. Ich bin der Meinung, der Anstieg ist nicht so stark, und je mehr wir alle sekundären Faktoren konstant halten, um so geringer wird der Anstieg der Coronardurchblutung sein. Ich würde also ganz pointiert sagen: Man findet immer nur dann einen Anstieg, wenn die Herzfrequenz oder andere wichtige Faktoren sich geändert haben. Ich würde davor warnen, den Arterienkohlensäuredruck als Dilatator zu benutzen. Es ist immer eine sekundäre Dilatation.

PATSCHKE: Ich kann ein Diapositiv zeigen (Tabelle 1), das die früheren EBERLEINschen Untersuchungen korrigiert. Wir haben ja, weil Zweifel an den Ergebnissen aufgekommen sind, diese Untersuchungen wiederholt (GETHMANN u. Mitarb.). Ich muß dabei sagen, daß sich bei diesen Untersuchungen die Hämodynamik relativ wenig geändert hat, und Sie sehen, daß sich zwischen Normokapnie und Hyperkapnie - Anstieg des pCO_2 von 43 auf 85 mm Hg - eine ganz erheblich Zunahme der Coronardurchblutung um etwa 50% eingestellt hat und der coronare Gefäßwiderstand ganz erheblich abgenommen hat. Die Abnahme der coronaren $AVDO_2$ ist als weiterer Parameter für die Coronardilatation zu werten.

Tabelle 1. Die Bedeutung der Normoventilation für den Coronarpatienten. Hyperventilation führt zur Coronarconstriction (Abnahme der Coronardurchblutung ($\dot{V}_{cor}$) und Zunahme des coronaren Gefäßwiderstandes (W_{cor}) und der $AVDO_2$ des Herzens ($AVDO_2\ _{cor}$), während Hypoventilation eine Coronardilatation bewirkt. (Nach GETHMANN u. Mitarb.)

	Hypokapnie	Normokapnie	Hyperkapnie
P_{CO_2} mmHg	16,8	43,5	85,4
pH	7,64	7,35	7,15
$\dot{V}_{cor}\ \dfrac{ml}{min \cdot 100\ g}$	53	81	126
$W_{cor}\ \dfrac{mmHg}{ml/min \cdot 100\ g}$	1,97	1,36	1,17
$AVDO_2\ _{cor}$ Vol %	13,3	11,5	8,7

KETTLER: Herr LOCHNER, ist es richtig, daß Sie bei Ihren Untersuchungen den Sinusknoten ausgeschaltet haben? Dies würde ich zum Gegenstand der Kritik machen, da wir ja nicht wissen, ob nicht vielleicht ein Teil der Coronarregulation über das Reizleitungssystem abläuft. Denken Sie an die Befunde an Patienten mit Vorhofflimmern. Wenn Sie einen solchen Patienten defibrillieren, hat er danach eine etwa normale Coronarreserve.

Literatur

1. TAUCHERT, M.: Koronarreserve und maximaler Sauerstoffverbrauch des menschlichen Herzens. Basic Res. Cardiol. 68, 183 (1973)

LENNARTZ: Dazu noch eine kritische Bemerkung: Es sind ja die Untersuchungen von SECHZER aus dem Jahre 1962 bekannt, wonach ein CO_2-Anstieg eine massive Adrenalin- und Noradrenalin-Freisetzung verursachen kann, und das könnte natürlich auch, da die anderen Regulationsmechanismen der Coronardurchblutung nicht ausgeschaltet sind, sekundär zu einem erhöhten Sauerstoffverbrauch und zu einer massiven Steigerung der Coronardurchblutung führen.

EBERLEIN: Herr KETTLER, ich wollte fragen: Sie haben sehr unterschiedliche Sauerstoffverbräuche gezeigt, wahrscheinlich abhängig von der Methodik, einmal $AVDO_2$ x Coronardurchblutung und andererseits die E-Glieder. Bei den E-Gliedern schien der Sauerstoffverbrauch ja bedeutend niedriger zu sein.

KETTLER: Beide Methoden der Bestimmung des myokardialen Sauerstoffverbrauches korrelieren in meinen Untersuchungen sehr gut miteinander, d. h. die E-Werte der Abszisse entsprechen gut den Werten für "$AVDO_2$ x Coronardurchblutung" auf der Ordinate. Die von Ihnen erwähnten Unterschiede ergeben sich vielmehr zwischen beiden Gruppen von Narkosen, und zwar für beide Methoden gleichermaßen.

EBERLEIN: Ich wollte weiter fragen: Waren diese Patienten oder
Hunde, die Sie unter Ketamin gemessen haben, alle voll relaxiert,
so daß also der Mehrverbrauch durch die Tonussteigerung der quer-
gestreiften Muskulatur in jedem Fall ausgeschaltet war? Das, was
hier an Sauerstoffmehrverbrauch des Myokards gezeigt wurde, ging
also unmittelbar im Herzen vor und war keine metabolische Konse-
quenz dieser muskeltonisierenden Wirkung?

KETTLER: Wir haben zwei Serien gemacht: eine zur Ermittlung des
myokardialen Energiebedarfs am Hund und Menschen (2), die andere zur Bestimmung des gesamten Sauerstoffverbrauchs am Hund. Ein
wesentlichen Teil der gesamten Sauerstoffverbrauchssteigerung
geht zu Lasten der Erhöhung des Muskeltonus und fällt nach Muskelrelaxation weg (1). Ähnliche Befunde hat auch ROLLY erhoben.

Literatur

1. HENSEL, J., BRAUN, U., KETTLER, D., KNOLL, D., MORTEL, J., PASCHEN, K.,
   BRETSCHNEIDER, H. J.: Tierexperimentelle Untersuchungen zur Frage der
   Katecholaminaktivität unter Ketamin-Narkose. In: Anaesthesiologie und
   Wiederbelebung, Bd. 69. Berlin-Heidelberg-New York: Springer 1973
2. KETTLER, D., HELLIGE, G., HENSEL, J., BRETSCHNEIDER, H. J.: Die Bedeutung
   von hämodynamischen Veränderungen durch Ketamin für den O_2-Bedarf und die
   O_2-Versorgung des Herzens. In: Anaesthesiologie und Wiederbelebung, Bd. 69.
   Berlin-Heidelberg-New York: Springer 1973

ARNDT: Herr KETTLER, Sie haben pharmakologische Vergleiche gemacht
für verschiedene Anaesthetica. Wie kann man überhaupt die Dosierungen vergleichen? Und weiter, wenn man auf die Zahlen sieht,
dann steht da n = 5, n = 8, n = 7 und Sie vergleichen. Man weiß
nicht, wie die Altersverteilung ist, das ist doch äußerst schwierig. Sie haben also Millionen von Kugeln und greifen sieben heraus
und sagen: Hier, so unterscheiden sich die Experimente. Haben Sie
einmal eine statistische Analyse gemacht, um herauszubekommen, ob
Sie überhaupt solche Schlüsse ziehen dürfen? Denn wenn man es
überhaupt richtig machen wollte und könnte beim Menschen - ich
gebe zu, daß es da Schwierigkeiten gibt -, dann müßte man natürlich diese Medikamente am gleichen Menschen testen.

KETTLER: Zur ersten Frage, die die Vergleichbarkeit der Dosierungen betrifft: Bei den intravenösen Pharmaka haben wir uns an
klinikübliche Dosierungen gehalten, d. h. an typische Einschlaf-
dosen. Die Dosierungen für die i.v. Anaesthetica finden Sie in
der Monographie von SONNTAG (2), die Dosierungen für die Inhalationsanaesthetica in einer eigenen Arbeit (1). Ketamin haben wir
mit 5 mg pro kg Körpergewicht in einer relativ hohen Dosis intravenös gegeben. Bei den Inhalationsanaesthetica, die nur am Hund
geprüft worden sind, haben wir nicht in allen Fällen die MAC-Do-
sen benutzt, sondern aus bestimmten Gründen haben wir bei Halothan
und Methoxyfluran einen systolischen Druck von 90 mm Hg ange-
steuert.

Ich bin mir bewußt, daß dieses Vorgehen hinsichtlich der Vergleichbarkeit der Anaesthesietiefe angreifbar ist, obwohl die notwendigen inspiratorischen Konzentrationen nahe der MAC-Werte lagen.

Wenn Sie aber metabolische Effekte, insbesondere den hämodyna-
misch beeinflußten Myokardstoffwechsel untersuchen wollen, dann
fragt man sich, ob es nicht vielleicht vernünftiger ist, bei
einem bestimmten vergleichbaren Afterload zu messen. Sobald Sie
ein anderes Afterload haben, können Sie die Eigenwirkung der
Anaesthetica nicht mehr echt prüfen, sondern Sie haben unterschiedliche hämodynamische Ausgangsbedingungen, die per se ja
alles verändern. Anaesthetica wirken direkt - mit Ausnahme des
Äthers - nicht auf die Coronardurchblutung, sondern nur über die
Veränderung der Hämodynamik, bzw. den dadurch gegebenen myokardialen Energiebedarf.

Zur zweiten Frage: Eine solche Untersuchung am Menschen ist sehr
aufwendig, und es ist nicht vertretbar, mehr als sechs Patienten
zu untersuchen. Wir haben Varianzanalysen gemacht und eine Nor-
malverteilung bestätigt. Die Patienten hatten etwa das gleiche
Alter und Gewicht und waren herz-kreislauf-gesund. Soweit ange-
führt, sind die Veränderungen statistisch signifikant (t-Test).
Weiterhin, wenn Sie gut messen und die Fehler Ihrer Methoden
kennen, dann glaube ich, daß man nicht mehr als 5 oder 6 Experimente weder am Hund noch sonstwo machen muß, um eine klare Aussage machen zu können.

Wenn Sie fünfmal die gleiche Reaktion bekommen, dann kriegen
Sie durch weitere Untersuchungen nur noch Verbesserungen der
Standardabweichungen. Im Prinzip hat das ganze Problem auch
mit der "Moral" des Untersuchers zu tun.

Literatur

1. KETTLER, D.: Sauerstoffbedarf und Sauerstoffversorgung des Herzens in
   Narkose. Anaesthesiologie und Wiederbelebung, Bd. 67. Berlin-Heidelberg-
   New York: Springer 1973
2. SONNTAG, H.: Coronardurchblutung und Energieumsatz des menschlichen
   Herzens unter verschiedenen Anaesthetica. Anaesthesiologie und Wie-
   derbelebung, Bd. 79. Berlin-Heidelberg-New York: Springer 1973

KREUZER: Sie haben so approximative Methoden zur Abschätzung des
myokardialen Sauerstoffverbrauches angegeben. Ich glaube, man
muß doch eine Einschränkung machen. Diese Wurzel Herzfrequenz gilt
ja nur, wenn die Systolen/Diastolen-Dauern dann konstant bleiben
beim wachen, intakten Herzen. Sie sprachen selbst ganz im Anfang
vom Halothane, was also z. B. die Austreibungszeit erheblich
verändert.

Es gibt eine sehr viel bessere Formel, die auch nicht-invasiv
zugänglich ist, indem man nämlich die Ejektionszeit mit einführt,
dann kommt es zu einem Tension-Time-Index, aber dem O_2-Verbrauch
sehr viel näher als wenn man nur Wurzel aus Herzfrequenz oder
hier überhaupt die Herzfrequenz, nimmt. Das geht eigentlich nur
bei gesunden, wachen Leuten und nicht, wenn Sie pharmakologische
oder pathologische Dinge untersuchen wollen.

KETTLER: Das ist nur bedingt richtig, Herr KREUZER. Aus eigenen
Experimenten, bzw. aus neueren Arbeiten, habe ich entnommen, daß

der Tension-Time-Index, also mittlerer systolischer Druck mal
Auswurfdauer mal Herzfrequenz schlechter mit dem myokardialen
Sauerstoffbedarf korreliert als dieses Produkt von systolischem
Druck mal Herzfrequenz.

<u>PATSCHKE</u>: Systolischer Blutdruck und myokardialer Sauerstoff-
verbrauch: Ich wollte nochmals auf den sogenannten "optimalen"
Blutdruck zurückkommen und den Ausführungen von Herrn KETTLER
beipflichten, der den optimalen Blutdruck als das ausgewogene
Verhältnis zwischen dem systolischen Blutdruck und dem Energieverbrauch des Herzens definierte.

Der Anaesthesist hat - abgesehen von speziellen Kreislaufuntersuchungen (<u>5</u>) - keine Möglichkeit, den Energieverbrauch des Herzens in der Klinik direkt zu messen und ist zur Kontrolle des
Kreislaufs ausschließlich auf die Messung des Blutdrucks und
der Herzfrequenz angewiesen. Ein Blutdruckabfall um mehr als 30%
des Ausgangswertes versetzt den Kliniker meist in Schrecken. Daß
jedoch diese Reaktion nicht immer begründet zu sein braucht, sollen die Ergebnisse einer Kreislaufuntersuchung demonstrieren,
die TARNOW (<u>6</u>) aus unserer Arbeitsgruppe durchgeführt hat (Tabelle 2).

Tabelle 2. Das Verhalten des myokardialen Sauerstoffverbrauchs ($M\dot{V}O_2$) und
des systolischen Blutdrucks (P_{syst}) vor (Kontrolle), jeweils 20 min nach
Beginn einer Forane-Narkose und 15 min nach Beendigung der Forane-Narkose.
Untersuchungen bei Patienten ($\bar{x} \pm s_{\bar{x}}$; n = 7). (Nach TARNOW u. Mitarb.,
Anaesthesist <u>24</u>, 425 (1975))

	Kontrolle	20. min	40. min	55. min
Inspir. Forane-Konz. (Vol. %)	O	0,75	1,50	O
$M\dot{V}O_2$ (ml/min · 100 g)	6,92	5,13	3,91	4,93
P_{syst} (mm Hg)	136	102	72	97

Wir haben das Blutdruckverhalten während einer Forane-Narkose
beobachtet und gleichzeitig den myokardialen Sauerstoffverbrauch
mit dem von BRETSCHNEIDER angegebenen komplexen, hämodynamischen
Parameter (E-Glieder) errechnet (<u>2</u>). Sie sehen, daß der myokardiale Sauerstoffverbrauch bei 7 Patienten nach einer 20minütigen
kontrollierten Beatmung mit Lachgas-Sauerstoff (Verhältnis 2 : 1)
und einer inspiratorischen Forane-Konzentration von O,75 Vol. %
bzw. 1,5 Vo. % im Mittel um 26% bzw. um 44% des Ausgangswertes
abfiel. Gleichzeitig nahm aber auch der systolische Blutdruck
jeweils um etwa den gleichen Prozentsatz ab. Die energetische
Bilanz des Herzens scheint in diesem Beispiel ausgeglichen zu
sein.

Noch günstiger sind die Verhältnisse bei der Opiatnarkose. Wir
beobachteten nach Fentanyl einen Abfall des Blutdrucks um 23%,
während der Energiebedarf des Herzens sogar um 31% abfiel (<u>4</u>).

Dagegen kann ein Blutdruckabfall bei gleichzeitig gesteigertem myokardialen Sauerstoffverbrauch, wie wir im Tierexperiment bei einer Propanididnarkose (3) nachweisen konnten, zu einem Mißverhältnis zwischen Sauerstoffangebot und -bedarf des Herzens führen. Diese Hypotension ist daher ernster zu beurteilen und kann dramatische Folgen haben.

Die geschilderten Befunde zeigen die Bedeutung der Beziehung zwischen dem systolischen Blutdruck und dem myokardialen Sauerstoffverbrauch. In der Klinik sollte der Anaesthesist daher bemüht sein, zusätzlich zur Messung des Blutdrucks auch den Energieverbrauch des Herzens abzuschätzen bzw. dessen Verlauf zu beurteilen. Als klinisch brauchbarer Index für den myokardialen Sauerstoffverbrauch kann der von BRETSCHNEIDER (1) angegebene, dimensionslose "Tension-Time-Index" ($P_{syst} \cdot \sqrt{Herzfrequenz}$) gelten.

Literatur

1. BRETSCHNEIDER, H. J.: Aktuelle Probleme der Koronardurchblutung und des Myokardstoffwechsels. Regensburg. ärztl. Fortbild. 15, 1 (1967)
2. BRETSCHNEIDER, H. J., COTT, L. A., HENSEL, I., KETTLER, D., MARTEL, J.: Ein neuer kompleder hämodynamischer Parameter aus 5 additiven Gliedern zur Bestimmung des O_2-Bedarfs des linken Ventrikels. Pflügers ARch. ges. Physiol. 319, H. 3/4, 14 (1970)
3. PATSCHKE, D., BRÜCKNER, J. B., GETHMANN, J. W., STEINER, A., TARNOW, J., EBERLEIN, H. J.: Vergleichende tierexperimentelle Untersuchungen der Herzwirkungen von Glaxo CT 1341, Propanidid, Cremophor EL und Histamin. Deutsche Gesellschaft für Anaesthesie und Wiederbelebung, S. 573. Hrsg.: P. LAWIN und U. MORR-STRATHMANN. Berlin-Heidelberg-New York: Springer 1974
4. PATSCHKE, D., HESS, W., TARNOW, J., WEYMAR, A.: Die Wirkung von Fentanyl und Althesin auf die Hämodynamik, die Herzinotropie und den myokardialen Sauerstoffverbrauch des Menschen. Anaesthesist (im Druck)
5. SONNTAG, H.: Koronardurchblutung und Energieumsatz des menschlichen Herzens unter verschiedenen Anaesthetika. Anaesthsiologie und Wiederbelebung, Bd. 79. Berlin-Heidelberg-New York: Springer 1973
6. TARNOW, J.: Unveröffentlichte Befunde

KETTLER: An gesunden Coronarpatienten haben wir in der Neurochirurgie eine Patientengruppe unter tiefer Halothanhypotension mit 50 mm Hg Druck untersucht. Dabei haben wir die Coronardurchblutung gemessen sowie einige andere hämodynamische Parameter sowie Substratparameter. Es ist so, daß praktisch auch in diesem Druckbereich noch eine lineare Abnahme sowohl des Bedarfes als auch des Sauerstoffangebotes besteht, d. h. dem abfallenden Perfusionsdruck entspricht auch eine - für den Sauerstoffbedarf mit entscheidende - Reduktion des systolischen Druckes. Anhand des EKG bzw. der gemessenen Substratversorgung des Myokards ergaben sich keine Anhaltspunkte für einen Sauerstoffmangel unter diesen Bedingungen.

ZINDLER: Der Sauerstoff wird ja benötigt, um eine Leistung zu erbringen. Früher haben Sie Bilder gezeigt vom Wirkungsgrad. Gibt es zwischen den einzelnen Anaesthetica wirklich eindeutige Unterschiede, kann man sagen, Ketamin ist sehr unökonomisch? Und wie steht es mit Opiaten?

KETTLER: Zum Wirkungsgrad der Herzarbeit, also dem Verhältnis
des Produktes aus Herzzeitvolumen und Druck gleich physikali-
sche äußere Herzarbeit zum Energiebedarf, läßt sich sagen, daß
diese beiden Größen relativ schlecht miteinander korrelieren,
da pharmakologische Interventionen die Herzökonomie erheblich
beeinflussen können. Tatsächlich ist es so, daß unter negativ
inotropen Interventionen in der Regel der Wirkungsgrad der Herzarbeit abnimmt, z. B. bei Halothan und bei Methoxyfluran. In
den Parameter Herzarbeit gehen zwei Größen ein: das Herzzeitvolumen und der mittlere systolische Druck. Erinnert sei an die
klassischen Untersuchungen von EVANS und MATSUOKA (1) sowie
SARNOFF u. Mitarb. (2), die feststellten, daß bei gleichblei-
bender Herzarbeit ein relatives Überwiegen der Druckkomponente
zu einer viel größeren Steigerung des myokardialen Sauerstoffverbrauches führt als ein vergleichsweises Überwiegen des Herz-
minutenvolumenanteiles. Von den leicht erfaßbaren hämodynamischen Größen haben Sie mit dem systolischen Druck die beste
Korrelation mit dem myokardialen Energiebedarf, wenn Sie die
Herzfrequenz einigermaßen stabilisieren, also in einem bestimmten Bereich halten.

Literatur

1. EVANS, C. L., MATSUOKA, Y.: Effect on various mechanical conditions on
   gaseous metabolism and efficiency of mammalian heart. J. Physiol. 49,
   378 (1915)
2. SARNOFF, S. J., BRAUNWALD, E., WELCH, G. H., CASE, R. B., STAINSBY, W.N.,
   MACRUZ, R.: Hemodynamic determinants of oxygen consumption of the heart
   with special reference to the tension time index. Amer. J. Physiol. 192,
   148 (1958)

EBERLEIN: Ich möchte noch zwei Dinge von Ihrem ersten Schema
anführen. Sie hatten in der Anamnese natürlich kardiale Symptome,
Ruheschmerz und ähnliche Dinge. Man muß auch bedenken, daß es
Patienten gibt, die multiple Gefäßverschlüsse haben; Patienten
mit Durchblutungsstörungen der Beine haben nicht immer die Chance,
die Treppen so zu steigen, daß sie ihre Angina pectoris erleben.
Der Patient hat also keine kardialen Beschwerden, er bekommt
sie aber, wenn er einen Bypass bekommen hat, d. h. es kann also
eine latente Angina durchaus vorhanden sein.

Zweitens, Sie sagten bei dem nächsten Schema, was kann man denn
tun für die Patienten, Verbesserung einer verminderten Energienutzung des Herzstoffwechsels; was verstehen Sie darunter und
wie machen Sie das?

KETTLER: Darauf bin ich nicht im einzelnen eingegangen. Streng
genommen gibt es tatsächlich keinen Anhalt für eine ineffiziente
Energienutzung des zum Beispiel insuffizienten Herzmuskels. Das
heißt, für eine definierte hämodynamische Belastung ergibt sich
sowohl für das suffiziente wie für das insuffiziente Herz eine
entsprechende energetische Belastung.

Allerdings kann durch Beseitigung z. B. einer gleichzeitig bestehenden Hypoxie (durch Sauerstoffgabe bzw. Beatmung), durch

Umschaltung von anaeroben auf aeroben Stoffwechsel die ATP-Aus-
beute im Herzstoffwechsel erheblich verbessert werden. In anderer
Richtung wirkt die Normalisierung des Kontraktionsablaufes (z.B.
unter Digitalis) im Herzen, da das dilatierte, spannungsüberla-
stete, insuffiziente Herz mehr Sauerstoff für die Erzeugung eines
bestimmten Druckes bzw. Herzminutenvolumens benötigt als ein normaler Ventrikel.

PASCH (Erlangen): Ich habe noch eine etwas einfache Frage. Wir
reden jetzt viel über einen Parameter, den myokardialen Sauerstoffverbrauch. Man kommt dann leicht in die Gefahr, nur noch
dieses eine Geschehen zu betrachten. Wie sieht es nun aber in
der Praxis aus? Genügt es, wenn man mit einem einfachen Parameter wie systolischer Druck x Herzfrequenz abschätzt: Der Sauerstoffverbrauch sinkt, das ist gut für den Patienten.

Ich glaube, man macht es sich dann doch etwas zu einfach, denn
gerade jetzt kommt wieder die Inotropie hinein, und es wird gesagt, negative Inotropie ist für einen Patienten, besonders
wenn er coronar vorgeschädigt ist, nicht gut. Andererseits kann
ja negative Inotropie auch mit einem erniedrigten Sauerstoffverbrauch korreliert sein. Wie muß man da weiter denken, um etwas klinisch damit anfangen zu können?

KETTLER: Dafür gibt es keine Rezepte, ich kann nur Befunde darstellen. Jeder muß mit diesen Befunden schließlich und endlich
sein Konzept machen.

Prinzipiell keine zu hohen Frequenzsteigerungen, keine zu hohen
Drucksteigerungen, aber auch keine zu starken Drucksenkungen,
und falls sie auftreten sollten, ihre rasche Therapie, das sind
allgemeine Leitlinien für die Anaesthesie beim coronaren Risikopatienten. So kann z. B. Ketamin möglicherweise mal für einen
Patienten, der zu Hypotonie neigt, günstig sein.

Auf jeden Fall müssen auch indirekte diesbezügliche Einflüsse
wie zu flache Narkose und Intubationseffekte - ich kann hier
nicht auf alles eingehen - beachtet werden. Die Vermeidung aller
Streß-Situationen durch ausreichende Sedierung und Analgesie sowie
adäquate Kreislauftherapie, so daß der Patient in sicheren Druck-
und Frequenzgrenzen bleibt, sollte das wichtigste aus den experi-
mentellen Daten hergeleitete Anliegen für den Anaesthesisten
sein.

KREUZER: Für die Beurteilung des Patienten in der postoperativen
Phase spielt der myokardiale Sauerstoffverbrauch keine Rolle oder
sollte keine Rolle spielen, weil dafür wichtigere Parameter zur
Verfügung stehen, die eventuell variiert werden müssen. Man wird
unter bestimmten Umständen in Kauf nehmen müssen, daß der myokardiale Sauerstoffverbrauch ansteigt. Ich denke aber, daß der
myokardiale Sauerstoffverbrauch für pharmakologische Untersuchungen, um überhaupt erstmal die Wirkung der Pharmaka abschätzen zu
können, rein theoretisch eine wichtige Größe ist. Für die Beurteilung der Herz-Kreislauf-Funktion spielt er m. E. keine Rolle.

KRAUSS: Ich bin auch davon überzeugt, daß die größte Gefahr für
den Patienten nicht so sehr die Steigerung des myokardialen

Sauerstoffkonsums ist oder eine Verminderung der Coronarperfusion, sondern die regionale Ischämie. Mit ihrem Annäherungsverfahren, Herr KETTLER, kann man das nicht messen, und ich glaube, daß vielleicht Methoden wie Lactat-Extraktion im Coronarsinusblut dafür bessere Verfahren sind.

KETTLER: In einem bestimmten Bereich, Herr KRAUSS, da muß ich nun aber wirklich aus Überzeugung widersprechen, spielt die Regionaldurchblutung nicht eine so bedeutende Rolle. Wenn Sie den arteriellen Druck von 100 auf 120 mm Hg steigern, ist nach einer ganzen Reihe von Untersuchungen eine so grobe Umverteilung der Regionaldurchblutung nicht zu erwarten.

Wohl aber, da gebe ich Ihnen recht, unter den Bedingungen, wo wir in extreme Situationen wie z. B. bei starkem Druckabfall kommen. Ich erinnere nur an eine Untersuchung: Herz-Lungen-Maschine mit Rollerpumpe und mit pulsatilem Fluß, wobei eine starke Umverteilung des Verhältnisses von subepikardialer zu subendokardialer Durchblutung beobachtet wurde. Leider haben wir ja keine pulsatile Herz-Lungen-Maschine.

Was den Stoffwechsel angeht, so kann ich nicht sehen, wie in unseren Befunden darüber hinaus Lactat metabolisch irgendwie eine Rolle gespielt haben könnte. Gleichzeitig durchgeführte Lactatmessungen im Coronarsinus bestätigen das. Es sind hier aber gesunde Patienten, bei pathologischen trauen wir uns die Durchführung derartig aufwendiger Untersuchungen nicht zu. Als grober Parameter zur Beurteilung der Situation behält der myokardiale Gesamtsauerstoffbedarf nach wie vor seine Bedeutung, da seine Abschätzung auch bei kurzen und wenig risikoreichen Überwachungsperioden ohne Aufwand möglich ist.

Anaesthesieprobleme in der Coronarchirurgie

Podiumsdiskussion

Leitung: M. Zindler, Düsseldorf

Teilnehmer: G. Corssen, Birmingham (USA)
H. Dehnen, Düsseldorf
R. Gattiker, Zürich
W. Haider, Wien
G. Hempelmann, Hannover
D. Kettler, Göttingen
D. Patschke, Berlin

nachträglich eingefügt: v. Bohuszewicz, München

1. EINLEITUNG

M. Zindler

Nach der Behandlung der pathophysiologischen Grundlagen und der
allgemeinen anaesthesiologischen Probleme bei der Coronarinsuffizienz wollen wir uns jetzt der Praxis zuwenden und ein spezielles
Gebiet, die Probleme der Anaesthesie bei der Coronarchirurgie,
diskutieren.

Da zu erwarten ist, daß an allen Zentren der Herzchirurgie die
Zahl der aorto-coronaren Bypass-Operationen enorm ansteigen wird,
ist dieses Thema von großer aktueller Bedeutung.

Über das allgemeine Vorgehen bei der anaesthesiologischen Betreu-
ung dieser Patienten mit Coronarinsuffizienz gibt es eine Reihe
von Veröffentlichungen ($\underline{1}$ - $\underline{4}$).

Da in den verschiedenen Zentren bei der allgemeinen Routine keine
großen Unterschiede bestehen, soll in der Podiumsdiskussion nicht
auf das allgemein übliche Vorgehen eingegangen werden, sondern vorwiegend unterschiedliche Ansichten, noch nicht genügend geklärte
Probleme und neue Verfahren diskutiert werden.

Dabei können chirurgische Maßnahmen und Probleme in diesem Kreis
nicht behandelt werden.

Das Ziel dieser Podiumsdiskussion ist, durch Erfahrungsaustausch,
gegenseitige Anregungen und Diskussion neuer Methoden Risiken besser zu erkennen, Komplikationen möglichst zu vermeiden und damit
die Ergebnisse bei den Patienten, die wegen hochgradiger Coronarinsuffizienz operiert werden, zu verbessern.

Wir werden bei dieser Podiumsdiskussion in chronologischer Reihenfolge vorgehen, also nacheinander Vorbereitung, Prämedikation,
Einleitung und Unterhaltung der Narkose, Komplikationen, die By-
pass-Periode und dann die postoperative Versorgung behandeln.

Literatur

1. ARENS, J. F. et al.: Morphine anesthesia for aortocoronary bypass proce-
   dures. Anesth. Analg. Curr. Res. $\underline{51}$, 901 (1972)
2. HAMER, Ph., HEITMANN, D.: Anaesthesiologische Aspekte in der Koronarchirurgie. Klinikarzt $\underline{6}$, 161 (1974)
3. HAMER, Ph., HEITMANN, D.: Narkoseführung in der Koronarchirurgie. In:
   RÜGHEIMER: Kongreßbereicht Jahrestagung DGAW 2.-5.10.1975, Erlangen,
   S. 531 (dort weitere Literatur). Erlangen: Straube 1975
4. VILJOEN, J. F., GINDI, M. Y.: Anaesthesia for coronary artery surgery.
   Surg. Clin. N. Amer. $\underline{51}$, 1081 (1971)

2. VORBEREITUNG

2.1. Absetzen von β-Receptoren-Blockern

ZINDLER: Zur Behandlung und Prophylaxe von pectanginösen Beschwerden und Rhythmusstörungen werden in zunehmendem Maße auch adrener-
gische β-Blocker eingesetzt; sie können den negativ-inotropen Effekt der Inhalationsnarkotica erheblich verstärken.

Ich möchte die Podiumsteilnehmer fragen:
Wieviel Prozent Ihrer Patienten erhalten präoperativ β-adrener-
gische Blocker?
Werden sie vor der Operation abgesetzt und wenn ja, wie lange
vorher?

DEHNEN: In Düsseldorf bekommen etwa 80% der Coronarpatienten präoperative β-blockierende Substanzen.

In der Mehrzahl der Fälle wird Pindolol, Visken, nur selten
Propranolol, verabreicht.

Die β-Blocker werden routinemäßig mindestens 6 - 8 Tage vor der
Operation abgesetzt. Die Anweisung erhalten die Patienten bei
ihrer präoperativen kardiologischen Untersuchung.

CORSSEN: Wir unterbrechen die Propranolol-Behandlung nicht, wenn
sicher erscheint, daß der Zustand des Patienten sich unter der
Propranolol-Therapie deutlich gebessert hat.

An der Cleveland-Klinik wird die Propranolol-Behandlung 2 Wochen
vor der Operation unterbrochen, weil man dort den Eindruck hat,
daß es oft schwierig ist, Patienten unter Propranolol vom extracorporalen Kreislauf wieder auf den eigenen Kreislauf umzustel-
len und daß Katecholamine dann keine Wirkung haben. Wenn wir die
Notwendigkeit sehen, mit der Propranolol-Behandlung aufzuhören,
wie es gelegentlich der Fall ist, wenn die tägliche Dosis 100 mg
überschreitet, machen wir das nicht abrupt, sondern schrittweise.

ZINDLER: Darf ich dazu gleich etwas sagen: Das therapieresisten-
te Herzversagen ist typisch für die Kombination von β-Blockern
mit Methoxyflurane. Auch mit höchsten Dosen von Katecholaminen
ist oft kein genügender Blutdruck zu erreichen. VILJOEN u. Mitarb.
haben über 4 Exitus in tabula berichtet (J. thorac. cardiovasc.
Surg. 64, 826 (1972)). Ich habe kürzlich von VILJOEN in einer
Diskussionsbemerkung (Anesth. Analg. Curr. Res. 54, 577 (1975))
gehört, daß in Cleveland die Frist von 2 Wochen auf 2 Tage reduziert wurde, das würde bei einer Halbwertszeit von Propranolol
von etwa 3 - 6 Std genügen.

50

Herrn CORSSEN möchte ich zustimmen, daß ein abruptes Absetzen zu
vermeiden ist, weil sonst pectanginöse Beschwerden, Herzinfarkt
und Rhythmusstörungen provoziert werden können. Man soll die Dosis in etwa 2 Wochen langsam reduzieren.

HEMPELMANN: Da in Hannover die Patienten allerhöchstens 2 - 3
Tage vor dem coronarchirurgischen Eingriff stationär aufgenommen
werden, ergibt sich zwangsläufig nur die Möglichkeit, es 2 - 3
Tage vorher abzusetzen.

GATTIKER: Wir setzen die β-Blocker 3 - 6 Tage vor der Operation
ab, wenn wir es können. Wenn Patienten auf das Absetzen der β-
Blocker schlecht reagieren, behalten wir sie bei.

ZINDLER: Haben Sie Nachteile gesehen, wenn β-Blocker nicht abgesetzt werden?

GATTIKER: Was Sie gerade von Methoxyflurane gesagt haben, kann
ich aus eigener Erfahrung bestätigen. Ich habe den bestimmten
Eindruck, daß wir weniger Komplikationen nach β-Blockern sehen,
seitdem wir die früher für die Coronarchirurgie bei uns übliche
Methoxyflurane-Anaesthesie durch die hochdosierte Fentanyl-
Anaesthesie ersetzt haben.

HAIDER: In Wien werden die β-Blocker abgesetzt, wenn der Patient
in die chirurgische Klinik aufgenommen wird, das ist 1 - 2 Tage
vor der Operation.

PATSCHKE: β-Blocker, die etwa 10% unserer Patienten bekommen,
werden nicht abgesetzt.

V. BOHUSZEWICZ (München): β-Receptorenblocker werden am Deutschen
Herzzentrum in München nicht abgesetzt bei Patienten
a) die 24 - 48 Std nach Klinikaufnahme operiert werden
   (72 Std nach Absetzen noch wirksame β-Blockade nachweisbar)
b) mit Präinfarktsyndrom und persistierenden Angina pectoris-
   Anfällen (Infarktgefahr nach Absetzen der β-Blocker).
Bei Patienten, die in unserer Klinik auf die Operation vorberei-
tet werden, versuchen wir, die β-Blockerdosen langsam zu reduzieren. Falls der Patient es ohne wesentliche Zunahme der pectanginösen Beschwerden und der Rhythmusstörungen toleriert, werden die β-Blocker 1 Woche vor der Operation abgesetzt. Insgesamt
erhalten 20-30% der zur Operation angemeldeten Patienten β-
Blocker.

2.2. Digitalispause

ZINDLER: An vielen Zentren wird Digitalis 24 oder 48 Std vor der
Operation abgesetzt, um Rhythmusstörungen möglichst zu vermeiden,
die durch Hypokaliämie bei Verdünnungsperfusion oder auch durch
intracellulären Kaliumverlust bei der Herzischämie entstehen
können.
Frage an das Podium:
Wird Digitalis in der Regel vor der Operation abgesetzt?
Die Antworten sind in der Tabelle 1 zusammengefaßt.

Tabelle 1. Digitalispause

	Präoperativ wird Digitalis abgesetzt
PATSCHKE, Berlin	wird nicht abgesetzt
DEHNEN, Düsseldorf	24 Std
KETTLER, Göttingen	3 Tage
HEMPELMANN, Hannover	36 - 24 Std
GATTIKER, Zürich	höchstens am Vorabend des OP-Tages
V. BOHUSZEWICZ, München	48 Std
CORSSEN, Birmingham/Ala/USA	36 Std

CORSSEN: In unserem Krankengut haben etwa 80% der coronarinsuffizienten Patienten keine eingeschränkte myokardiale Funktion
und benötigen daher präoperativ kein Digitalis. Wenn indiziert,
wird aber postoperativ Digitalis gegeben.

2.3. Aldactone

Den Aldosteron-Antagonisten Aldactone gibt HAIDER bei etwa 90%
der Patienten, DEHNEN (bei wegen Herzinsuffizienz mit Diuretica
behandelten Patienten) bei etwa 20-30%, bei HEMPELMANN erhalten
alle erwachsenen Patienten, die zur Herzoperation kommen, ab
Aufnahmetag 200 mg/Tag Aldactone, während CORSSEN und GATTIKER
es nur selten präoperativ anwenden.

V. BOHUSZEWICS (München): Am Deutschen Herzzentrum in München
erhalten sämtliche Patienten mit adäquater Nierenfunktion postoperativ, d. h. ab OP-Tag, 3 x 100 mg/Tag Aldactone.

3. RISIKOFAKTOREN

3.1. Zusammenfassung der Diskussion

Die chirurgischen und anatomischen Faktoren wie Ort und Ausmaß
der Stenosen, von denen der Erfolg eines aorto-coronaren Bypass
direkt abhängt, können hier nicht diskutiert werden.

Das Risiko steigt wesentlich mit der Beeinträchtigung der Ven-
trikelkontraktion. Die Grenzen der Operabilität sind erreicht,
wenn die Ejektionsfraktion (des linken Ventrikels) geringer als
30 - 35% ist - der enddiastolische Druck im linken Ventrikel
steigt dann auch entsprechend über 25 mmHg an - und wenn eine
manifeste Linksinsuffizienz therapieresistent ist.
Auch eine pulmonale Hypertonie über 80 wurde als Grenzwert ge-
nannt.

Von KREUZER u. Mitarb. (Verh. dtsch. Ges. Kreisl.-Forsch. 41,
1975) wurde ein Index zur Erfassung der hämodynamischen Leistungs-
fähigkeit zur Diskussion gestellt:

$$\frac{LVEDP + EDV}{Ejektionsfraktion \ x \ V_{\overline{cf}}}$$

6 Todesfälle in unmittelbarem Zusammenhang mit der Coronarchirurgie wurden einer Gruppe von 28 Patienten gegenübergestellt.
Die Verstorbenen hatten im Mittel einen Index von 20,4, während
das Kollektiv der Überlebenden einen mittleren Indexwert von 3,4
hatte. Kein Überlebender hatte einen Index, der größer als 11,4
war.

Danach könnte man bei einem Indexwert über 12 eine Coronaroperation aus hämodynamischen Gesichtspunkten als kontraindiziert
ansehen.

Zusätzliche Faktoren wie Häufigkeit und Ausmaß von Herzinfarkten,
Größe von hypokinetischen bzw. dyskinetischen Bezirken, Lebensalter sowie Begleitkrankheiten, Hypertonie spielen natürlich auch
eine Rolle.

Von seiten der Atmungsfunktion wird von der Erlanger Gruppe bei
Unterschreiten der Grenzwerte FCV 1500 ml, FEV 1,0 1000 ml,
Tiffeneau-Wert 45% und MVV (AGW) 40 l/min eine Coronaroperation
als kontraindiziert angesehen.

4. PRÄMEDIKATION

ZINDLER: Viele streben als Ziel der Prämedikation an, daß der
Patient gut sediert - möglichst schlafend - zum OP kommt, damit
ein Angina pectoris-Anfall - ausgelöst durch die Angst vor der
Operation - vermieden wird.
Was geben Sie zur Prämedikation?

PATSCHKE, HAIDER, GATTIKER und KETTLER geben Thalamonal.

HEMPELMANN: Wir wollen keine schlafenden Patienten haben, weil
die Wege bei uns im Haus relativ lang sind und es vorgekommen
ist, daß stark sedierte Patienten eine Kreislauf- und Atemdepres-
sion hatten. Wir nehmen also nur 1 mg/kg Dolantin und 0,5 mg
Atropin.

CORSSEN: Für die Prämedikation gibt es bei uns keine festgesetz-
ten Regeln. Wir haben 9 Anaesthesiologen in der kardiovasculären
Abteilung, von denen einige Thalamonal bevorzugen, einige geben
Pentobarbital 1 - 2 mg/kg, einige Valium 0,01 - 0,02 mg/kg und
einige geben Morphin 0,1 mg/kg.

DEHNEN: Wir streben im allgemeinen eine tiefe Sedierung an; wir
nehmen dazu Valium, 2 Stunden, bevor die Narkose beginnt und
1 Stunde vorher Dolantin in der Dosierung 1 - 1,5 mg/kg, Atosil
1 mg/kg und Dehydrobenzperidol 2,5 mg.

V. BOHUSZEWICZ (München): Eine ausführliche Information der Patienten über den Eingriff und die postoperativen Maßnahmen sowie
physiotherapeutische Vorbereitung und Instruktion in der Bedienung druckgesteuerter Beatmungsgeräte, die in der postoperativen
Behandlung zur aktiven Atemtherapie eingesetzt werden, sind unbedingt erforderlich. Am Vorabend Schlafmittel - wie Pentobarbital und Diazepam - evtl. Isoket retard.

90 min vor Narkosebeginn 0,2 - 0,3 mg/kg Morphin, 2 - 3 mg/kg
Nembutal, bei Bedarf 10 mg Valium, je nach Herzfrequenz Atropin
oder Scopolamin (alles i. m.).

EBERLEIN (Berlin): Meine Erfahrung mit Thalamonal deckt sich wohl
mit der von Frau GATTIKER. Thalamonal-Patienten sind unter Umständen innerlich erregt, motorisch ruhig, aber psychisch unruhig.

GATTIKER: Ich habe nicht gesagt, sie seien innerlich erregt; ich
finde, meine Patienten sind sehr ruhig mit Thalamonal, aber sie
schlafen nicht.

ZINDLER: Als Abschluß zu dieser kurzen Diskussion der Prämedikation noch der Hinweis, daß die präoperative Visite und die
Einstellung zur Operation genauso wichtig sind wie die Prämedikation. Aber das ist jedem geläufig und nicht ein spezielles
Problem.

5. APPARATIVE ÜBERWACHUNG (MONITORING)

ZINDLER: Jetzt zum Monitoring: was soll vor Beginn der Narkose
überwacht werden? Speziell: soll man eine arterielle Kanüle in
Lokalanaesthesie zur Drucküberwachung einführen, routinemäßig
oder bei bestimmten Indikationen?

DEHNEN: Bevor wir die Narkose beginnen, legen wir routinemäßig
in Lokalanaesthesie einen zentralvenösen Katheter und eine arterielle Kanüle, manchmal auch einen Pulmonalis-Katheter.
Wir können also während der Narkoseeinleitung kontinuierlich
diese Drucke und das Elektrokardiogramm auf einem Oscilloskop
beobachten.

CORSSEN: Wir sind in dieser Hinsicht vielleicht noch immer etwas rückständig. In den ersten 15 min, während in Lokalanaesthesie die Arteriensonde gelegt wird, messen wir den Blutdruck nur
mit der Manschette.

KETTLER: Wir legen die Arterienkanüle erst, nachdem der Patient
schläft, haben aber ein Elektrokardiogramm zur Einleitung und
legen immer einen zentralvenösen Katheter; bei Patienten mit
latenter oder manifester Herzinsuffizienz auch einen Pulmonalis-
Katheter.

HEMPELMANN: Das gleiche trifft für uns in Hannover zu.
Eine Bemerkung zu Frau DEHNEN: Sie ziehen ja die Narkose durch
Ihre stärkere Prämedikation schon etwas vor und dann ist es sicherlich sinnvoller, wenn man schon mehr hämodynamische Parameter während der Einleitung messen kann.

GATTIKER: Narkoseeinleitung und Lagerung des Patienten finden
bei uns in einem Vorbereitungsraum statt. Nur ausgesprochene
Risikopatienten werden unter Kontrolle des EKG und blutiger arterieller Druckmessung eingeleitet. Bei allen anderen werden
arterielle und zentralvenöse Katheter erst in Narkose eingelegt.
Der Blutdruck wird nach RIVA-ROCCI gemessen. Elektrische Messung
des arteriellen und zentralvenösen Druckes sowie EKG-Kontrolle
werden erst im Operationssaal angeschlossen. Auf diese Weise
können wir die Zeit für Einleitung, Intubation und Legen der
Katheter auf ca. 20 min beschränken, und das scheint mir wichtig. Zudem schläft der Patient bereits 5 min nachdem er in den
Operations-Vorbereitungsraum gebracht worden ist und hat so gar
keine Zeit, sich aufzuregen. Dieses Vorgehen hat sich bei uns
bewährt. Während 14 Jahren offener Herzchirurgie habe ich höch-
stens 4 Herzstillstände, die alle behoben werden konnten, während der Narkoseeinleitung erlebt.

56

HAIDER: Wir legen zuerst das Elektrokardiogramm an und stechen
nach der Narkose-Einleitung in Lokalanaesthesie die Radialis.

PATSCHKE: Wir sollten das etwas differenzierter sehen: wenn es
geht, legen wir den zentralvenösen und auch die arteriellen
Katheter zur Druckmessung in Lokalanaesthesie vor Einleitung
der Narkose.
Stellt sich aber heraus, daß ein Patient nicht ausreichend prämediziert ist, dann sind wir auch der Meinung, nicht den Patienten durch Manipulationen noch zu erregen und wir legen dann diese Katheter in der Narkose.

V. BOHUSZEWICZ (München): EKG-Monitor. Venen- und Arterienpunk-
tion nach Narkoseeinleitung. Bei Patienten in kardiogenem Schock,
Präinfarktsyndrom oder Linksinsuffizienz (Ejektionsfraktion < 40%)
Anlegen eines arteriellen und zentralvenösen oder flow-gesteuer-
ten Ballon-Katheters in die A. pulmonalis in Lokalanaesthesie.

ZINDLER: Was wird während der Narkose registriert?
Speziell geht das auf den linken Vorhofdruck.

PATSCHKE: Linker Vorhofdruck wird bei uns relativ selten registriert, im allgemeinen nur dann, wenn eine geschlossene Kom-
missurotomie vorgenommen werden soll. Alle anderen Patienten in
der extracorporalen Zirkulation werden nicht so überwacht. Arterieller und zentralvenöser Druck werden regelmäßig registriert.

HAIDER: Zentralvenöser Druck über Subclavia oder Jugularispunktion
und in ca. 70% der Fälle auch Linksvorhofdruck sowie immer arterieller Druck und Elektrokardiogramm.

GATTIKER: Zentralvenöser und arterieller Druck, Elektrokardiogramm, Rectal- und Oesophagealtemperatur werden während und nach
der Operation registriert. Der linke Vorhofdruck wird bei Coronarpatienten praktisch nie, und bei anderen nur in ausgewählten Fällen, z. B. bei zu erwartendem Linksherzversagen, registriert.

HEMPELMANN: Das gleiche trifft etwa für Hannover zu: der linksatriale Druck wird dafür aber relativ großzügig gehandhabt, unter Umständen sogar der linksventriculäre Druck, z. B. bei An-
eurysmektomien. Hierbei wird der Katheter durch den linken Vorhof in den linken Ventrikel vorgeschoben.

CORSSEN: Wir haben bei jeder Operation mit extracorporalem Kreislauf immer eine linke und eine rechte Vorhofdruckmessung.
Nach Eröffnung des Thorax wird als erstes ein Katheter in den
linken Vorhof eingelegt.

Wir messen auch den zentralvenösen Druck über die V. jugularis
und den arteriellen Druck über die Radialarterie.

DEHNEN: Elektrokardiogramm, arterieller Druck, zentralvenöser
Druck und immer beim Abgang vom Bypass linker Vorhofdruck bis
zum Verschluß des Thorax.

Bei kritischen Fällen messen wir den linksatrialen Druck auch
postoperativ, und für Messungen des Herzminutenvolumens wird

ein Thermistor-Katheter in die Pulmonalis gelegt bzw. mit der
Pulskonturmethode das (Schlag- und) Herzzeitvolumen kontinuierlich registriert.

V. BOHUSZEWICZ (München): EKG-Monitor, arterielle, zentralvenöse
und nach EKZ manchmal linksatriale Druckmessung.

Meßdatenerfassung über Siemens "Simon"-Computer-System, automa-
tische Datenspeicherung und Wiedergabe der registrierten Druck-
werte in Tabellen oder Graphiken, Elektrolyt- und Flüssigkeits-
bilanzberechnung über Computer, rectale und Oesophagus-Tempera-
turmessung, kontinuierliche AMV-Registrierung über BOC-Kontroll-
gerät.

PATSCHKE: Kann ich an die Runde die Frage stellen:
Wie hoch ist die Komplikationsrate mit diesem linken Vorhof-
Katheter und welche gibt es, z. b. Nachblutungen beim Ziehen
des Katheters?

HAIDER: Es gibt eigentlich keine Komplikationen.

CORSSEN: Wir haben bei mehr als 5000 Linksvorhofkathetern keine
ernsthaften Komplikationen gesehen. Nur in 10 Fällen brach der
Katheter und mit einer Rethorakotomie wurde ein neuer Katheter
in den linken Vorhof gelegt.

GRÖGLER (Hannover): Bei etwa 500 linksatrialen Kathetern 1 Nachblutung, die zur Rethorakotomie führte.
Die Katheter werden zum Teil erst gezogen, nachdem schon die vol-
le Heparinisierung der Patienten wegen Klappenersatz begonnen
hat.

V. BOHUSZEWICZ (München): Ein Linksvorhofkatheter wird bei allen
Patienten gelegt, bei denen mit einem erhöhten enddiastolischen
Druck im linken Ventrikel zu rechnen ist, praktisch bei allen
mit Akinesien und Dyskinesien und selbstverständlich nach An-
eurysmaresektion.

Bisher einmal Haemothorax durch direkt postoperativ herausge-
rutschten linksatrialen Katheter. Bei einem Patienten fragliche
cerebrale Luftembolie durch Luftbläschenbildung. Deshalb ist eine
geschlossene kontinuierliche Druckspülsystematik unbedingt empfeh-
lenswert, sowie häufige Inspektionen des Linksvorhofkatheters auf
evtl. Vorhandensein von Luftbläschen.

6. NARKOSE

Zindler: Bei der Narkose wollen wir zuerst die Einleitung und
dann die Unterhaltung besprechen.

6.1. Einleitung der Narkose

6.1.1. Narkoseeinleitung mit Etomidate

H. DEHNEN, Düsseldorf

Die Narkoseeinleitung bringt für den coronarinsuffizienten Patienten zwei Gefahrenmomente mit sich:
1. den Blutdruckabfall nach Gabe eines intravenösen Narkoticums,
2. den abrupten Anstieg des arteriellen Blutdrucks bei der Laryngoskopie und Intubation bei ungenügender Narkosetiefe.

Da Etomidate als ein Mittel ohne wesentliche Kreislaufeffekte
gilt, schien es zur Narkoseeinleitung coronarinsuffizienter Patienten geeignet.
Die folgenden Bilder sind Originalregistrierungen des arteriellen Blutdrucks nach Etomidate.

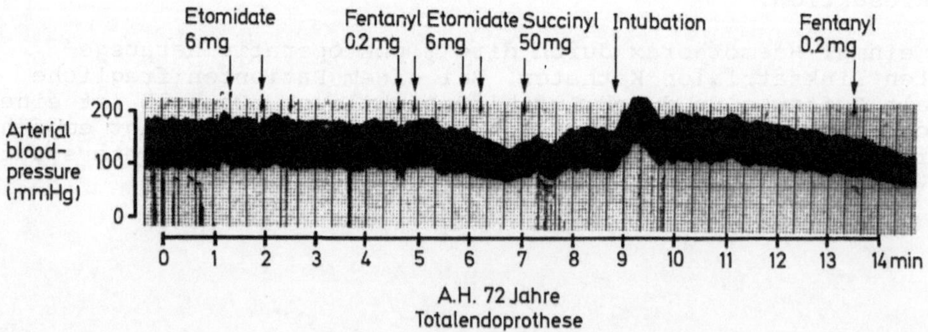

*Abb. 1. Originalregistrierung des arteriellen Drucks während der
Narkoseeinleitung und Intubation mit Etomidate*

Nach der zweiten Injektion von Etomidate kommt es zu einem deutlichen Abfall des arteriellen Blutdrucks (Abb. 1), der aber gleichzeitig mit der IPP-Beatmung einsetzt; zum Zeitpunkt der Intubation

steigt der arterielle Blutdruck deutlich über den Ruheausgangswert an.

Zur Beurteilung der alleinigen Wirkung von Etomidate auf den arteriellen Blutdruck bei coronarinsuffizienten Patienten wurde
zunächst ein Probelauf mit Etomidate am prämedizierten Patienten
vorgenommen.

Meist kam es nach Etomidate zu einem Abfall des systolischen
Blutdrucks um 20 - 40 mmHg. Die Etomidate-Dosis betrug 0,2 mg/
kg KG.

Beim Hypertoniker kann nach Etomidate ein Blutdruckabfall registriert werden oder auch keinerlei Kreislaufreaktion auftreten.

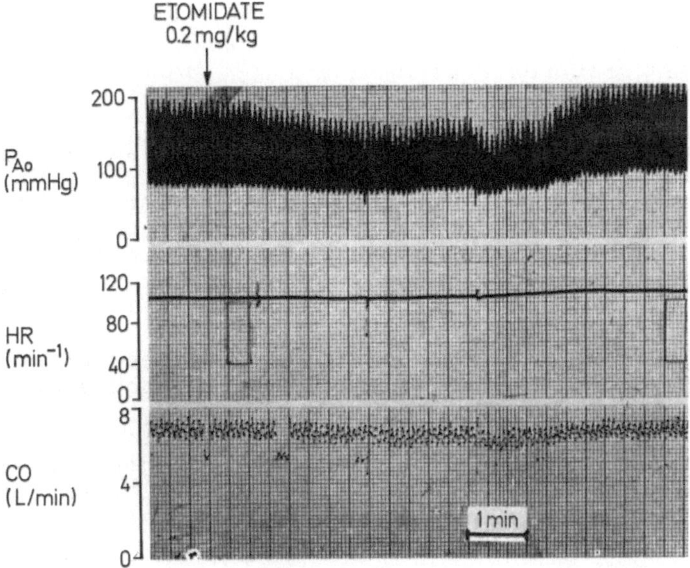

*Abb. 2. Originalregistrierung des arteriellen Drucks, der Herz-
frequenz und des Herzminutenvolumens nach Etomidate*

Bei gleichzeitiger Registrierung des arteriellen Blutdrucks und
des Herzminutenvolumens (Abb. 2) kommt es nach Etomidate zu
einem Blutdruckabfall um 30 mmHg systolisch bei einem gleich-
bleibenden Herzminutenvolumen von 7,5l, was mit einer Widerstands-
abnahme in der Peripherie zu erklären ist.

Um dem Patienten bei der NLA die unangenehme Erinnerung an die
Intubation zu nehmen und in der Hoffnung, den abrupten Blutdruckanstieg verhindern zu können, schien uns das Etomidate eine ge-
eignete Substanz zu sein. Das Vorspritzen einer geringen Dosis
Fentanyl, z.B. 0,2 mg bei 50 - 68jährigen Patienten, reicht nicht
aus, um den abrupten Blutdruckanstieg während der Intubation zu
verhindern (s. auch Abb. 1).

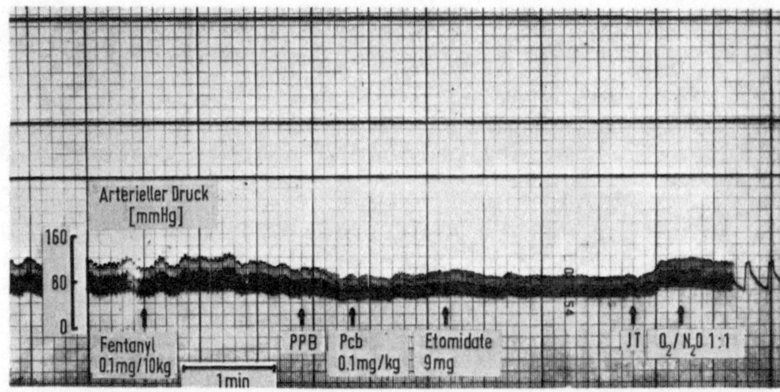

Abb. 3. Originalregistrierung des arteriellen Drucks während der Narkoseeinleitung und Intubation nach Etomidate und Vorinjektion einer größeren Fentanyldosis

Wir haben die Fentanyldosis im Laufe der Zeit allmählich erhöht. Nach einer Fentanyldosis von 0,1 mg/10 kg KG und einer Etomidatedosis von 0,15 mg/kg KG (Abb. 3) kommt es mit Einsetzen der IPP-Beatmung zu einem arteriellen Druckabfall auf 85 - 90 mmHg systolisch - sicherlich ausreichend für einen normotonen Coronarpatienten -; während der Intubation überschreitet der arterielle Blutdruck den Ruheausgangswert nicht.

Solch hohe Fentanyldosierungen reichen jedoch aus, um den Patienten auch ohne Etomidate schlafend und erinnerungsfrei zu machen.

ZINDLER: Diese Blutdruckabfälle bei der Einleitung bemerkt man nur, wenn man den arteriellen Druck registriert. Wenn man nur hin und wieder mit der Manschette mißt, merkt man oft gar nichts.

Auffallend ist, daß der wesentliche Druckabfall durch die Beatmung mit Überdruck - wohl durch die Verminderung des venösen Rückstromes - erfolgt. Man soll immer darauf achten, daß eine Hyperventilation vermieden wird, die zusätzlich das Herzzeitvolumen und die Coronardurchblutung vermindert.

Bei der darauffolgenden Laryngoskopie und Intubation steigt der Blutdruck mit Tachykardie aber gleich wieder an.

6.1.2. Etomidate zur Narkoseeinleitung und als Dauertropf bei Herzoperationen

D. Patschke

Narkoseeinleitung. Die Neuroleptanalgesie (NLA) zeichnet sich durch eine Kreislaufstabilität aus und hat sich daher als Nar-

koseverfahren für chirurgische Eingriffe am Herzen bewährt. Um
bei Patienten mit Rechts-Links-Shunt, pulmonaler Hypertonie oder
respiratorischer Insuffizienz einer hypoxiebedingten Myokarddepression vorzubeugen, muß jedoch abweichend von den Empfehlungen zur
klassischen NLA die inspiratorische Sauerstoffkonzentration, insbesondere während der Einleitung der NLA, erhöht werden.

Die fehlende Lachgaswirkung und der nur geringe hypnotische Effekt von Fentanyl können jedoch zu Wachheitszuständen führen.
So berichtete HAMER (2) auf dem letzten Neuroleptanalgesie-Sym-
posium in Bremen, daß 9% der untersuchten Patienten Erinnerungen
an Ereignisse während der Narkose hatten. Es ist daher die Forderung zu stellen, die hypnotische Komponente der NLA ohne Gefährdung des Kreislaufs und des Gasaustausches zu verstärken.

Diese Forderungen erfüllen heute die hochdosierte Fentanylnar-
kose oder die Kombination der NLA mit einem kreislaufneutralen
Hypnoticum. Wir komplementierten die NLA mit dem neuen Hypnoticum
Etomidate. Diese Substanz bietet sich an, weil sie atoxisch ist,
rein hypnotisch wirkt, eine große therapeutische Breite besitzt
und Herz und Kreislauf nahezu nicht beeinträchtigt.

In der Abb. 1 ist das Kreislaufverhalten bei 25 Herzpatienten
während der Einleitung der NLA in Kombination mit Etomidate
summarisch dargestellt. Unmittelbar nach Narkosebeginn fiel der
systolische Blutdruck im Mittel von 116 auf 102 mmHg signifikant
ab und sank nach der im Abstand von einer Minute folgenden Injektion von Etomidate noch weiter geringfügig auf 98 mmHg ab.
Der diastolische Druck veränderte sich qualitativ ähnlich wie
der systolische Druck. Die Pulsfrequenz fiel von 75 Schlägen/min
auf 69 Schläge/min ab und änderte sich später nur unwesentlich.
Der initiale Abfall des systolischen Blutdruckes um 13% beruht
sicherlich auf der Blockade der α-Receptoren durch das Dehydrobenzperidol. Da die Injektion von Etomidate nur eine Minute
nach der Einleitung der NLA erfolgte, ist die weitere Blutdrucksenkung um 3% wahrscheinlich Ausdruck einer noch nicht vollstän-
digen Anpassung des Kreislaufs an die NLA und ist nicht als
Kreislaufwirkung von Etomidate zu werten.

Die Ergebnisse dieser orientierenden Untersuchung erlauben den
Schluß, daß Etomidate in Kombination mit der NLA den Kreislauf
von kardial vorgeschädigten Patienten zusätzlich nicht wesentlich beeinflußt. Etomidate scheint zur Einleitung einer Narkose
für Eingriffe am Herzen indiziert zu sein.

Etomidate als Tropfinfusion. Die kurze Wirkungsdauer und die zitierten pharmakologischen Eigenschaften von Etomidate empfehlen
besonders für Langzeitnarkosen theoretisch auch die Anwendung
von Etomidate als Dauertropf. Gegenüber fraktionierter intravenöser Applikation hat der Dauertropf nämlich den Vorteil, daß
bei minimaler Dosierung ein kontinuierlicher, effektiver Wirk-
stoffspiegel erreicht und eine gute Steuerbarkeit der Narkose
gewährleistet wird.

Wir sind zunächst im Tierexperiment (5) der Frage nachgegangen,
ob die im Vergleich zu anderen Injektionsanaesthetica günstigen

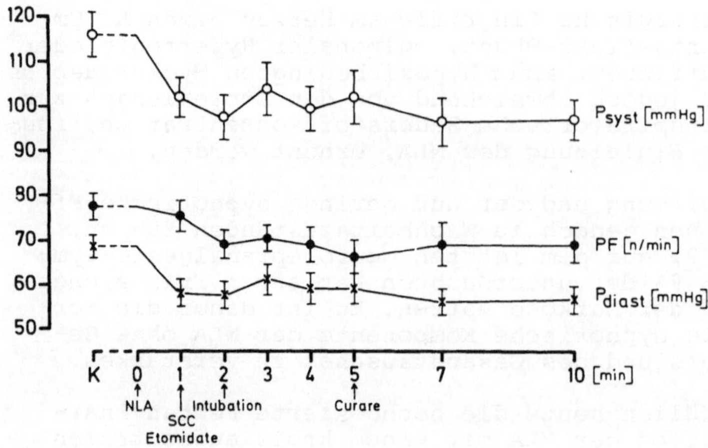

*Abb. 1. Verhalten des Blutdruckes (P) und der Pulsfrequenz (PF)
bei herzchirurgischen Patienten (n = 25) während der Einleitung
der Neuroleptanalgesie in Kombination mit Etomidate*

Kreislaufwirkungen von Etomidate auch während eines Dauertropfes
zu beobachten sind. Bei Hunden haben wir in einer Piritramid-
Lachgas-Sauerstoff-Narkose nach vorausgegangenen Kontrollmessun-
gen 0,08, 0,16 und 0,32 mg/kg x min Etomidate unter Verwendung
einer elektrischen Infusionspumpe über einen Zeitraum von 15 min
infundiert. Kreislaufmessungen erfolgten jeweils am Ende dieses
Intervalls.

In den Abb. 2 und 3 sind die maximalen Änderungen verschiedener
hämodynamischer Parameter zum Kontrollwert während der verschiedenen Etomidate-Infusionen dargestellt. Kardiovasculäre Reaktionen waren nur gering ausgeprägt. Am auffälligsten waren allen-
falls der dosisabhängige Anstieg der Herzfrequenz und des Pul-
monalarteriendruckes sowie der Abfall des Schlagvolumens. Gemessen an dem Abfall des Inotropieparameters dp/dt_{max} war unter Berücksichtigung von preload, afterload und der Herzfrequenz (4)
lediglich eine geringe Myokarddepression zu beobachten.

Die geschilderten positiven Ergebnisse ermutigten uns, auch den
Etomidate-Dauertropf in der Kardioanaesthesie zu verwenden. Da
trotz der raschen hydrolytischen Spaltung von Etomidate in in-
aktive Metabolite Kumulationseffekte nicht ausgeschlossen werden können, galt es die Frage der maximalen Dosierung zu klären.
In der Literatur liegen hierüber keine Daten vor. BRÜCKNER (1)
beobachtete bei der klinischen Prüfung von Etomidate, daß Patienten nach einer Einzelinjektion von 1,5 mg/kg etwa 1 Std
schlafen.

Bei unseren Untersuchungen sind wir wie folgt vorgegangen: Mit
Beginn der Einleitung einer hochdosierten Fentanyl-Mononarkose
stellten wir den Etomidate-Dauertropf in einer Dosierung von
0,03 mg/kg x min an. Diese Dosis liegt weit unter den im Tierexperiment geprüften Dosierungen. Nach Operationsbeginn bis zum

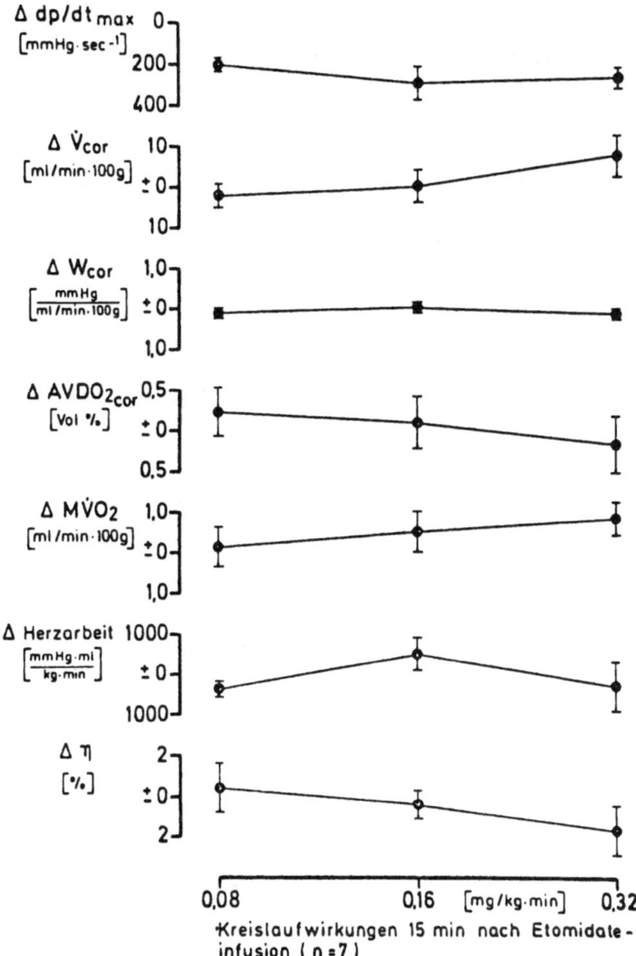

Abb. 2. Das Verhalten des Inotropieparameters dp/dt_{max}, der Coronardurchblutung ($\dot{V}_{cor}$), des coronaren Gefäßwiderstandes (w_{cor}), der AVDO₂ des Herzens ($AVDO_{2\ cor}$), des myokardialen Sauerstoffverbrauchs ($M\dot{V}O_2$), der Herzarbeit und des Wirkungsgrades der Herzarbeit (η) 15 min nach Etomidate-Dauertropfinfusionen. Dargestellt sind die Änderungen zum Kontrollwert (nach WEYMAR et al., 5)

Bypass-Beginn wurde die Zufuhr auf 0,02 mg/kg x min weiter reduziert. Während des Bypass und bis zum Narkoseende haben wir die Dauerinfusion abgeschaltet. Bezogen auf das Gesamtkörpergewicht und die Gesamtdauer haben wir im Mittel 0,013 mg/kg x min Etomidate infundiert. Die durchschnittliche Narkosedauer betrug etwa 3 Std und die Gesamtdosis 2,5 mg/kg (Tabelle 1). Im Vergleich zur reinen Fentanyl-Lachgas-Sauerstoff-Narkose sparte der Etomidate-Dauertropf etwa ein Viertel der Fentanyldosis ein. Am Ende der Narkose waren nur einige Patienten ansprechbar oder reagierten auf Schmerzen. Die Mehrzahl der Patienten

64

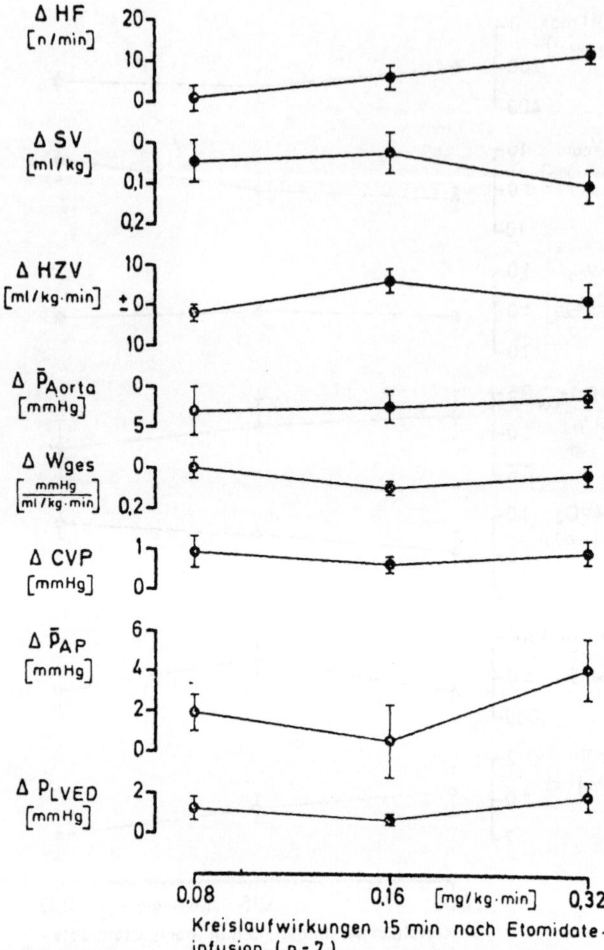

Abb. 3. Das Verhalten der Herzfrequenz (HF), des Schlagvolumens (SV), des Herzzeitvolumens (HZV), des mittleren Aortendruckes ($\overline{P}_{Aorta}$), des peripheren Gesamtwiderstandes (W_{ges}), des zentralvenösen Druckes (CVP), des mittleren Pulmonalisdruckes ($\overline{P}_{AP}$) und des linksventriculären enddiastolischen Druckes (P_{LVED}) 15 min nach Etomidate-Dauertropfinfusionen. Dargestellt sind die Änderungen zum Kontrollwert (nach WEYMAR et al., 5)

Tabelle 1. Etomidate-Dauertropf in der Herzchirurgie

	Zeit (min)	Dosis (mg/kg)	Dosis/Zeit (mg/kg · min)
Narkosebeginn bis OP-Beginn	37 (26-47)	1,05 (0,52-1,60)	0,03 (0,02-0,04)
OP-Beginn bis Bypass-Beginn	60 (33-110)	1,08 (0,62-2,66) 1	0,02 (0,01-0,04)
Bypass-Dauer	43 (19-90)	–	–
Narkosedauer	187 (144-277)	2,55 (1,50-6,52)	0,013 (0,009-0,029)

schlief längere Zeit nach. Auf der Wachstation wurde häufig ein Muskelzittern und ein abruptes Erwachen beobachtet, was eine erneute Sedierung mit Opiaten erforderte.

Aus den geschilderten Daten und der Beurteilung des postoperativen Verlaufes sind folgende Schlußfolgerungen zu ziehen: Die Dosis von 2,5 mg/kg liegt sicher etwas zu hoch. Man sollte bei einer dreistündigen Narkosedauer nicht mehr als 2 mg/kg geben. Ein entscheidender Nachteil dieser Methode ist die Unsteuerbarkeit des Etomidatetropfes. Möglicherweise ist jedoch die Steuerung der Infusionsmenge nach einem simultan aufgezeichneten EEG (3) zu erreichen. Die Beurteilung des Wachheitsgrades nach Absetzen der Narkose ist erschwert. Die Frage, ob die Reduzierung der Fentanyldosis in der Herzanaesthesie einen Vorteil darstellt, kann verneint werden.

Literatur

1. BRÜCKNER, J. B.: Persönliche Mitteilung
2. HAMER, P.: Probleme der Anaesthesie-Einleitung bei Patienten für Operationen mit extrakorporalem Kreislauf. In: 6. Bremer Neuroleptanalgesie-Symposion (W. F. HENSCHEL, Hrsg.). Stuttgart: Schattauer (im Druck)
3. HUSE, H.: Persönliche Mitteilung
4. WALLACE, A. G., SKINNER, N. S., MITCHELL, J. H.: Haemodynamic determinants of the maximal rate of rise of left ventricular pressure. Amer. J. physiol. 205, 30 (1963)
5. WEYMAR, A., PATSCHKE, D., TARNOW, J., REINECKE, A., PASSIAN, J., HESS, W., BRÜCKNER, J. B.: Hämodynamische Veränderungen bei intravenöser Dauerinfusion von Etomidate. In: 6. Bremer Neuroleptanalgesie-Symposion (W. F. HENSCHEL, Hrsg.). Stuttgart: Schattauer (im Druck)

ZINDLER: Würden Sie eine Etomidate-Dauerinfusion als Routine empfehlen?

PATSCHKE: Nein, ich bin nach wie vor für eine hochdosierte Fentanyl-Narkose.

ZINDLER: Wir haben Etomidate auch als Dauertropf ausprobiert, zur Sedierung von Patienten, die eine hohe Periduralanaesthesie für Gefäßoperationen haben.

Wir hatten damit keine guten Erfahrungen. Trotz Infusion mit Perfusor ist es schwierig zu steuern und wir haben regelmäßig eine metabolische Acidose gesehen.

Haben Sie das auch beobachtet?

PATSCHKE: Nein.

6.1.3. Hämodynamische Wirkungen von Etomidate und Fentanyl bei myokardial vorgeschädigten Patienten

G. Hempelmann

Die geringe Beeinflussung der wichtigsten hämodynamischen Parameter während der Einleitungsphase durch 0,1 mg Fentanyl und 0,15 mg/kg Etomidate konnten auch wir bei unseren Untersuchungen an myokardial vorgeschädigten Patienten feststellen. Intraoperative Untersuchungen gegen Ende eines herzchirurgischen Eingriffs bestätigen diese nur geringe Veränderung der Kreislaufgrößen (Abb. 1). 0,3 mg/kg Etomidate und 0,1 mg Fentanyl führen dagegen jedoch zu einer etwas ausgeprägteren Wirkung auf die verschiedenen Kreislaufgrößen wie Blutdruck, Herzindex, Schlagindex oder peripherer Widerstand (Abb. 2).

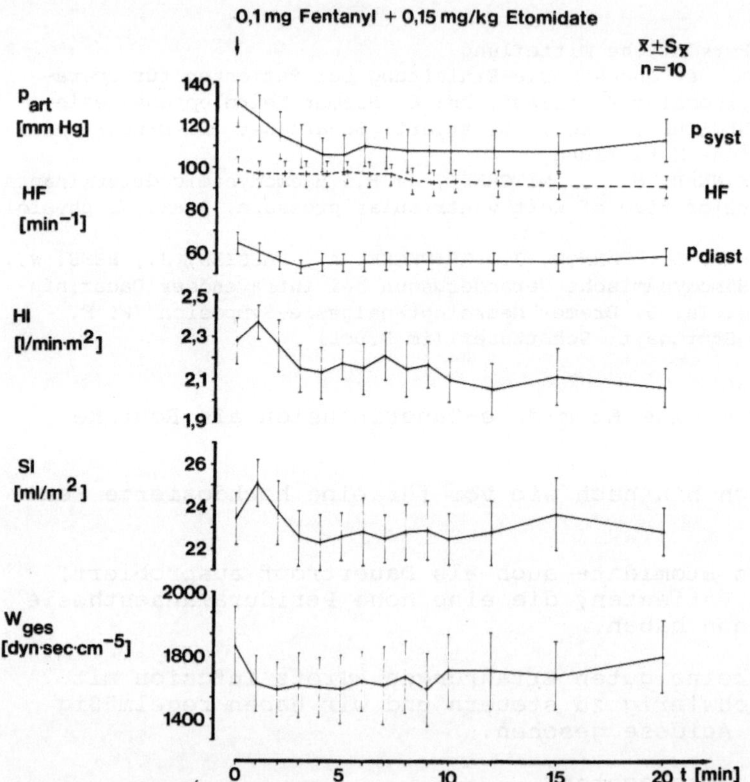

Abb. 1. Veränderungen von Blutdruck (p_{art}), Herzfrequenz (HF), Herzindex (HI), Schlagindex (SI) und peripherem Widerstand (W_{ges}) durch Gabe von 0,1 mg Fentanyl und 0,15 mg/kg Etomidate bei myokardial vorgeschädigten Patienten

Im Vergleich zu anderen Einleitungsnarkotica bzw. Hypnotica hat Etomidate jedoch eine nur gering ausgeprägte Veränderung der wichtigsten Kreislaufgrößen zur Folge (Abb. 3).

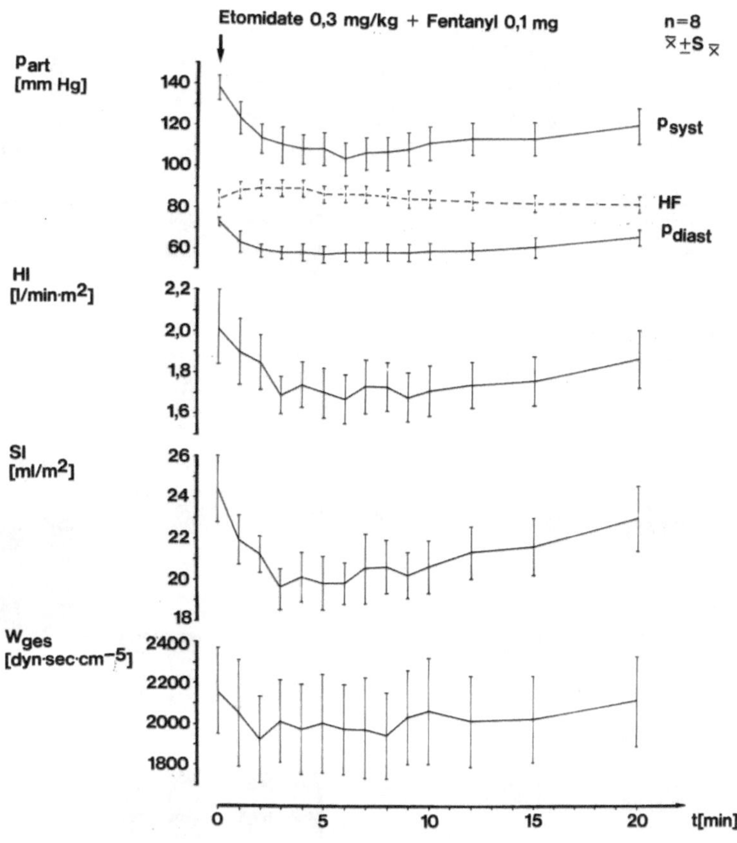

Abb. 2. Hämodynamische Veränderungen durch 0,3 mg/kg Etomidate und 0,1 mg Fentanyl bei myokardial vorgeschädigten Patienten

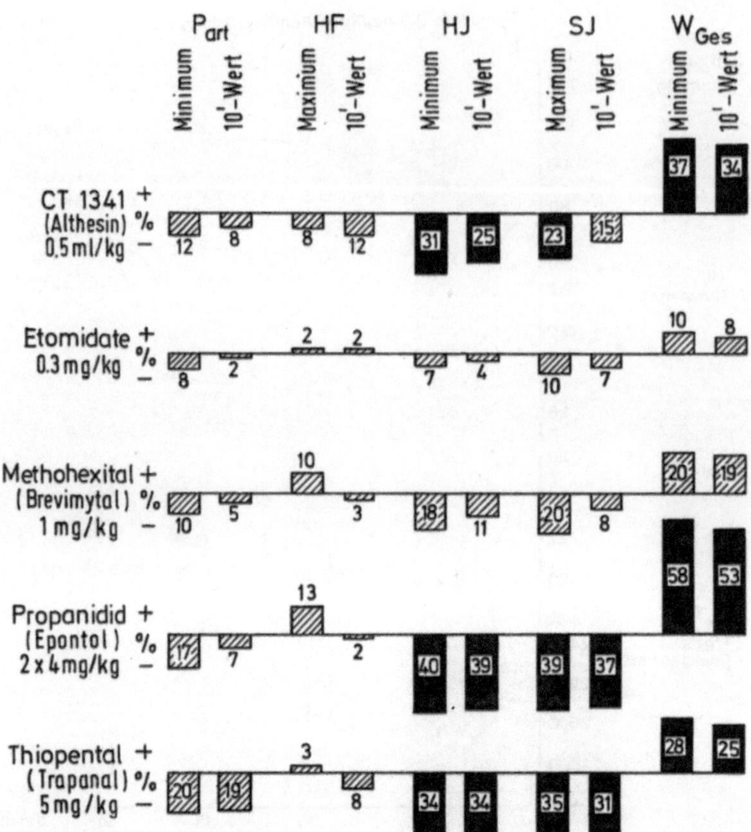

Abb. 3. Hämodynamische Wirkung verschiedener Kurznarkotica bzw. -hypnotica bei myokardial vorgeschädigten Patienten in NLA-Basisnarkose ($\overline{P}_{art}$ = arterieller Mitteldruck; HF = Herzfrequenz; HI = Herzindex; SI = Schlagindex; W_{ges} = peripherer Widerstand): Die Änderungen sind in Prozent des Ausgangswertes angegeben

6.1.4. Fentanyl in hoher Dosierung zur Mononarkose

W. Haider

Wir haben versucht, durch eine alleinige Verabreichung von Fentanyl im Sinne einer Mononarkose die Anaesthesie bei Coronarpatienten durchzuführen.

Die Dosierung wurde ziemlich hoch gewählt in der Größenordnung von O,O3 bis O,O5 mg/kg (S. Tabelle 1), also ca. einen halben bis einen Milliliter/kg KG.

Ursprünglich wurde auch versucht, unter dieser Medikation zu intubieren, doch war das aufgrund einer einsetzenden Rigidität

Tabelle 1. Hohe Fentanyldosierung zur Analgesie in der Herzchirurgie

Prämedikation	Einleitung	Aufrechterhaltung	Ausleitung

Thalamonal
Atropin   i.m.
	1. RR, Puls
	2. Expander i.v.
	3. (Atropin)
	4. 2-3 mg Alloferin i.v.
	5. <u>0,03-0,05 mg/kg KG</u>
	   <u>Fentanyl i.v.</u>
	6. O_2-Maske
	7. Succinylcholin
	8. Intubation
	9. Alloferin
	   (Vollcurarisierung)
	   oder (besser):
	   Fentanyl (halbe
	   Dosis)
	   Pancuronium
	   (Vollcurarisierung)
	   Fentanyl (Restdosis)
	   O_2-Maske
	   Intubation
		1. Wachs in Ohren
		2. Engström
		3. O_2/N_2O
		   (50-100% O_2)
		4. Alloferin oder
		   Pancuronium
		   <u>(wenn notwendig)</u>
		5. Fentanyl
		   0,01 mg/kg KG
		   <u>(nach Bedarf)</u>
		6. Vor EKZ:
		   Fentanyl
		   Alloferin oder
		   Pancuronium
			<u>Je nach Situa-</u>
			<u>tion</u>
			1. Decurarisie-
			   ren
			2. Naloxon
			   0,1-0,4 mg
			   i.v. und
			   0,05-0,2 mg
			   i.m.
			3. Extubation
			4. 30 min nach
			   1.Naloxon-
			   Dosierung:
			   0,1-0,4 mg
			   i.m.
			5. Überwachung!
			6. (evtl. weite-
			   re Naloxon-
			   Dosierung)

des gesamten Patienten schwer möglich, so daß Succinylcholin verabreicht werden mußte.

Etwaige Bradykardien konnten mit Atropin, und Blutdruckabfall
mittels Volumenzugabe (Expander) und Calciumgaben gut kupiert
werden.

Wie das EEG in Tabelle 1 zeigt, tritt auf die Fentanylapplikation
unter Umgehung von Zwischenstadien sofort (nach eineinhalb Minuten) Tiefschlaf mit hohen, langsamen Wellen ein.

Wir sehen jedoch in diesem Vorgehen keine Routinemethode, so daß
wir meistens mit 1/10 der obigen Fentanyldosis - also 0,05 mg/
10 kg KG - unter Verwendung von DHB (1,25 mg/10 kg KG) bzw.
Valium (10 mg) auskommen.

<u>BERGMANN (Linz)</u>: Ich habe eine Bemerkung zu den Ausführungen von
Frau DEHNEN:

Wir haben in einer kontrollierten Studie Propanidid und Etomidate bei nicht kardial vorgeschädigten Patienten hinsichtlich
ihrer drucksenkenden Wirkung während der Narkoseeinleitung geprüft - mit Dauerschreibung des arteriellen Druckes - und gefunden, daß bei <u>rascher</u> Injektion Propanidid wesentlich stärker
drucksenkend wirkt als Etomidate (0,2 mg/kg Etomidate und 6 mg
Propanidid).

Wenn wir die Injektionsgeschwindigkeit auf 60 sec verlängert haben, war die drucksenkende Wirkung bei Propanidid wesentlich ab-
geschwächt und bei Etomidate überhaupt nicht mehr nachweisbar.

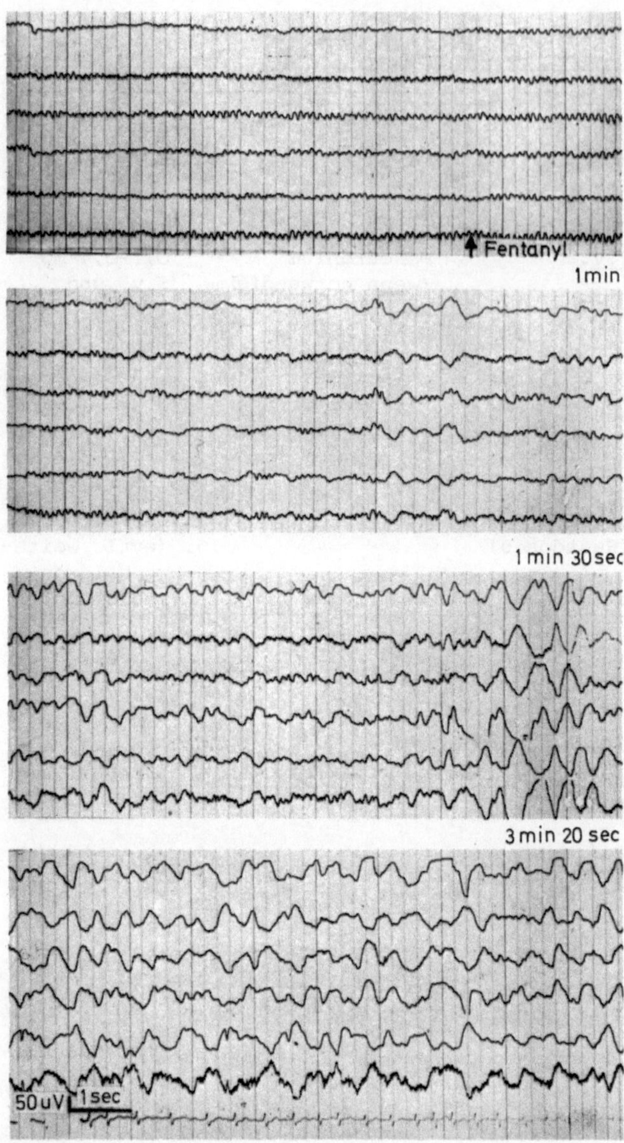

Abb. 1

In beiden Serien waren aber die Druckanstiege nach der Intubation praktisch unverändert vorhanden.

Wenn wir dagegen Valium und Neuroleptanalgesie gegeben haben, traten sowohl drucksenkende Einflüsse bei entsprechend langsamer Einleitung als auch Steigerungen des Druckes bei der Intubation nicht auf.

<u>EBERLEIN (Berlin)</u>: Es ist noch nichts Ausreichendes gesagt worden über den Zeitfaktor. Bei hohen Fentanyldosen ist es ja nicht gleichgültig, ob das im Bolus gegeben wird oder über 10 oder 15 min intermittierend oder in einer Infusion.

<u>KETTLER</u>: Ich glaube auch, das, was Herr EBERLEIN sagt, ist sehr wichtig. Man sollte sicherlich grundsätzlich nicht diese groben Schüsse als Bolus auf Patienten loslassen.

Ich persönlich bin sehr überzeugt von der Neuroleptanalgesie-Tropfnarkose, die Herr STOFFREGEN in Göttingen eingeführt hat. Allerdings haben wir heute die konstante Mischung mit Droperidol verlassen und verwenden ausschließlich einen Fentanyltropf, der über einen Infusionsautomaten läuft. Nach der Injektion eines Hypnoticums lassen wir dabei den Fentanyltropf zunächst schneller laufen.

6.1.5. Blutdruckabfall nach Fentanyl

D. Patschke

Darf ich noch einmal auf den Blutdruckabfall nach Fentanyl zurückkommen und Ihnen über Untersuchungen bei 6 Patienten berichten? Wir injizierten den Patienten in flacher <u>Forane-Basisnarkose einen Fentanyl-Bolus von 0,01 mg/kg</u>. Diese Dosis hat auch Frau DEHNEN angegeben.

Erst 5 min nach der Injektion von Fentanyl trat der maximale Blutdruckabfall auf (Abb. 1). Obwohl die Abnahme des peripheren Gesamtwiderstandes und des Herzzeitvolumens zu diesem Zeitpunkt statistisch nicht gesichert werden konnte, glauben wir, daß die additive Wirkung beider Kreislaufgrößen die Hypotension bewirkte.

Die Abnahme des HZV beruhte trotz Zunahme des Schlagvolumens auf einer signifikanten Senkung der Herzfrequenz (Abb. 2), die offenbar auf eine Stimulation des Herzvagus (FENNESSY, M. R., RATTRAY, J. F.: Cardiovascular effects of intravenous morphine in the anaesthetized rat. Europ. J. Pharmacol. <u>14</u>, 1 (1971)) beruht. Der Baroreceptorenreflex scheint unter dem Einfluß der Opiate gedämpft zu sein.

Die Frage, ob eine Myokarddepression zu der Hypotension beigetragen haben könnte, kann trotz Abnahme des Inotropieparameters dp/dt_{max} verneint werden. Der Abfall von dp/dt_{max} ist das Ergeb-

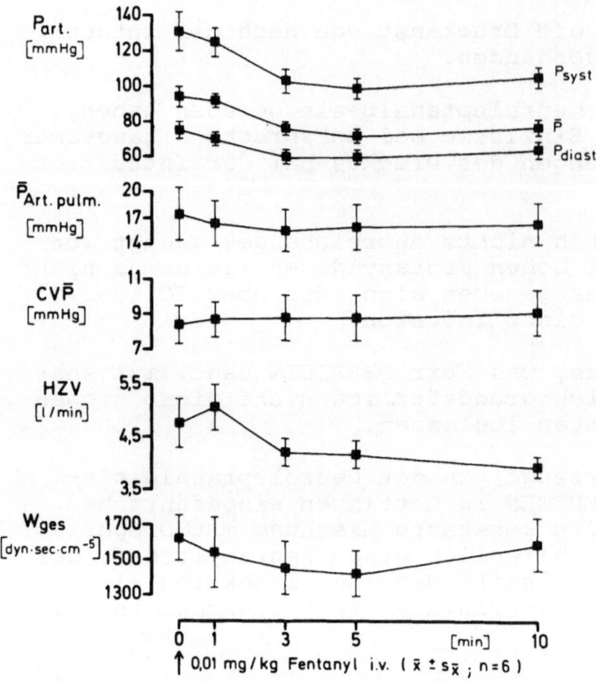

Abb. 1. Die Wirkung von 0,01 mg/kg Fentanyl auf den Blutdruck (P_{art}), den mittleren Pulmonalisdruck ($\bar{P}_{Art.\ pulm}$), den zentralvenösen Druck ($CV\bar{P}$), das Herzminutenvolumen (HZV) und den peripheren Gefäßwiderstand (W_{ges}) des Menschen in flacher Forane-Basisnarkose

nis der Bradykardie und der verminderten Nachbelastung. Außerdem spricht die Zunahme des Schlagvolumens gegen eine negativ-inotrope Wirkung.

ZINDLER: Kann man den Blutdruckabfall bei Bradykardie mit Atropin korrigieren?

PATSCHKE: Das haben wir noch nicht untersucht, aber es wäre sicherlich denkbar. Alle Patienten waren jedoch mit Atropin prämediziert.

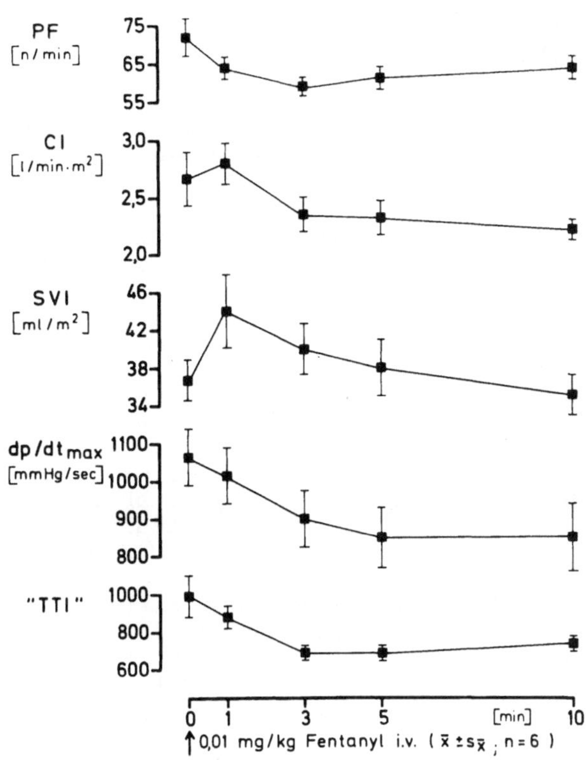

*Abb. 2. Die Wirkung von 0,01 mg/kg Fentanyl auf die Pulsfrequenz
(PF), den Herzindex (CI), den Schlagvolumenindex (SVI), den Ino-
tropieparameter dp/dt_{max} und den dimensionslosen, modifizierten
"Tension Time Index" (P_{syst} x $\sqrt{PF}$) des Menschen in flacher Forane-
Basisnarkose*

6.1.6. Komplikationen bei der Narkoseeinleitung (Rhythmusstö-rungen, Blutdruckabfall)

Die verschiedenen Herzrhythmusstörungen und ihre Behandlung können hier nicht diskutiert werden.

Es sei lediglich darauf hingewiesen, daß eine sofortige wirksame
Therapie dringlich ist; z. B. soll man bei einer Bradykardie mit
starkem Blutdruckabfall sogleich Alupent geben.

Bei zu leichter Narkose ist bei der Intubation der Puls- und
Blutdruckanstieg gefährlich, weil dadurch unnötig der myokardiale Sauerstoffverbrauch erhöht wird.

Bei ventriculärer Tachykardie ist der Elektro-Schock die Methode
der Wahl, da er einen sicheren Effekt hat und im Gegensatz zu
Medikamenten nicht negativ inotrop wirkt.

Kammerflimmern während der Einleitung hat kein Podiumsteilnehmer gesehen.

ZINDLER: Jetzt noch die Frage: Wenn der systolische Blutdruck bei der Einleitung durch Narkosemittel, Beatmung oder sonst etwas absinkt auf 60 oder 70 mmHg, was machen Sie dann?

PATSCHKE: Wir schwören auf Effortil, weil dieses Medikament den peripheren Widerstand normalisiert und positiv-inotrope Wirkung hat, ohne die Frequenz zu erhöhen.

HAIDER: Wir geben Plasmaexpander: Hydroxylstärke (Hämosteril).

ZINDLER: Aber wie lange dauert es bei einem Coronarpatienten mit einem systolischen Druck von 60, bis der Druck wieder ansteigt?

HAIDER: Man wird sich natürlich bemühen, eine absinkende Tendenz schon frühzeitig abzufangen; aber im Notfall infundieren wir auch im Schuß, mit Unterstützung durch Calcium-Gaben. Katecholamine versuchen wir vor der Maschine zu vermeiden.

GATTIKER: Wenn der Patient nicht insuffizient ist, dann geben wir auch Plasmaexpander, weil wir der Ansicht sind, daß die Patienten sowieso hypovoläm zur Narkose kommen, sie sind ja nüchtern vom Vorabend her und oft haben sie noch andere Defizite, wie z. B. durch langfristige Behandlung mit Diuretica.

ZINDLER: Könnte man das nicht besser vorher machen und es nicht darauf ankommen lassen?

GATTIKER: Ja, natürlich; bei vielen Patienten infundieren wir Plasmaexpander (zumeist Gelatinelösungen) schon prophylaktisch, um einen Blutdruckabfall zu verhindern.

HEMPELMANN: Eine Plasmaexpandergabe bei der Einleitung ist sicherlich richtig. Calcium und Atropin halten wir neben den Katecholaminen auch bei Einleitungshypotonien für angebracht, Alupent bei Bradykardie, Dopamin wäre auch nicht schlecht.

ZINDLER: Ja, die Frage ist, soll der periphere Widerstand erhöht werden oder die Herzleistung?

Bei coronarinsuffizienten Patienten wäre es wohl besser, den peripheren Widerstand zu erhöhen, aber nur, bis der Blutdruck ausreichend ist, ohne unnötig starke Erhöhung des Sauerstoffbedarfes.

KETTLER: Akute Blutdruckabfälle pharmakologisch induziert, wie immer sie aussehen, behandeln wir zunächst grundsätzlich mit Calcium, und das reicht in der Mehrzahl der Fälle: 1 - 2 Ampullen intravenös Calciumgluconat, relativ schnell injiziert, auch bei digitalisierten Patienten. Bei Calcium-Chlorid nimmt man 1/3 der Dosis.

CORSSEN: Auch wir geben in einer solchen Situation Calcium, verabreichen aber auch nicht selten intravenös Adrenalin im Tropf oder Ephedrin.

PURSCHKE (Düsseldorf): Wäre es nicht sinnvoll, in solchen Situationen das Calcium unmittelbar vor dem deprimierenden Pharmakon zu geben?

ZINDLER: Ja, und prophylaktisch sogar auch dann, wenn Sie nicht sicher sind, ob der Druck abfallen würde.

6.2. Unterhaltung der Narkose

ZINDLER: Wir gehen weiter zur Unterhaltung der Narkose.
Zur Diskussion stehen Opiate: Morphin/Fentanyl/Piritramid und dann die Inhalationsanaesthetica.

Ich habe Herrn CORSSEN gebeten, zu der in Amerika am häufigsten verwendeten Morphin-Narkose Stellung zu nehmen.

CORSSEN: Wir haben nur beschränkte Erfahrungen mit Morphin-Narkosen. Unerwünschte Blutdrucksteigerungen während der Morphin-Narkose und eine oft signifikante Verlängerung der postoperativen Aufwachphase haben wir nicht selten beobachtet. Wenn nach einer Morphin-Narkose Patienten über 48 Std auf der Intensivstation verbleiben, belegen sie ein Bett, das eigentlich für Frischoperierte des nächsten Tages zur Verfügung stehen sollte.

ZINDLER: Die Hauptgefahr bei Einleitung einer Morphin-Narkose ist ein starker Blutdruckabfall durch Gefäßdilatation, vielleicht ausgelöst durch Histamin sowie später erhebliche Hypertonie.

Nach STANLEY u. Mitarb. (1) sind während und nach der Operation die notwendigen Bluttransfusionen doppelt so hoch wie bei Halothanenarkose.

Postoperativ sollen psychische Störungen in etwa 19% auftreten. Der antidiuretische Affekt ist klinisch wohl nicht von so großer Bedeutung.

Literatur

1. STANLEY, T. H., STANFORD, W., ARMSTRONG, R. G., CLINE, R.: The effects of morphine anesthesia on blood requirements during and after valve replacement and coronary artery bypass grafting. Ann. Thorac. Surg. 17/4, 368 (1974)

HAIDER: Wenn man Valium dazu oder vorher gibt, kann man diese psychischen Störungen wahrscheinlich kupieren, so ähnlich wie beim Ketamin.

6.2.1. Hämodynamische Veränderungen nach Morphin, Piritramid und Fentanyl

G. Hempelmann

Bei myokardial vorgeschädigten Patienten, die zu einem herzchirurgischen Eingriff anstanden, haben wir unter Anwendung verschiedener Narkoseverfahren hämodynamische Untersuchungen während der Einleitungsphase durchgeführt. Bei insgesamt 19 Patienten konnten wir nach Gabe von 1 mg/kg Morphin nur mäßige Kreislaufveränderungen feststellen: Im Mittel kam es zu einer maximalen Abnahme des arteriellen Mitteldruckes um 17%, des Herzindex um 22% und des Schlagindex um 26%; die Herzfrequenz nahm in den ersten Minuten um 15% zu, ebenfalls der periphere Widerstand.

Die hämodynamischen Veränderungen nach Gabe von 0,1 mg/kg Piritramid (Dipidolor) und 0,15 mg/kg Droperidol (Dehydrobenzperidol) waren deutlicher ausgeprägt (Abb. 1): Abnahme des Herzindex um maximal 28%, des Schlagindex um 31%. Besonders auffällig war die starke initiale Erhöhung der Herzfrequenz um bis zu 33% des Ausgangswertes.

Die mit 0,003 mg/kg Fentanyl und 0,15 mg/kg DHBP durchgeführte Narkoseeinleitung zeigte im Vergleich zu Morphin und Piritramid/ DHBP deutlich geringere hämodynamische Veränderungen (Abb. 1).

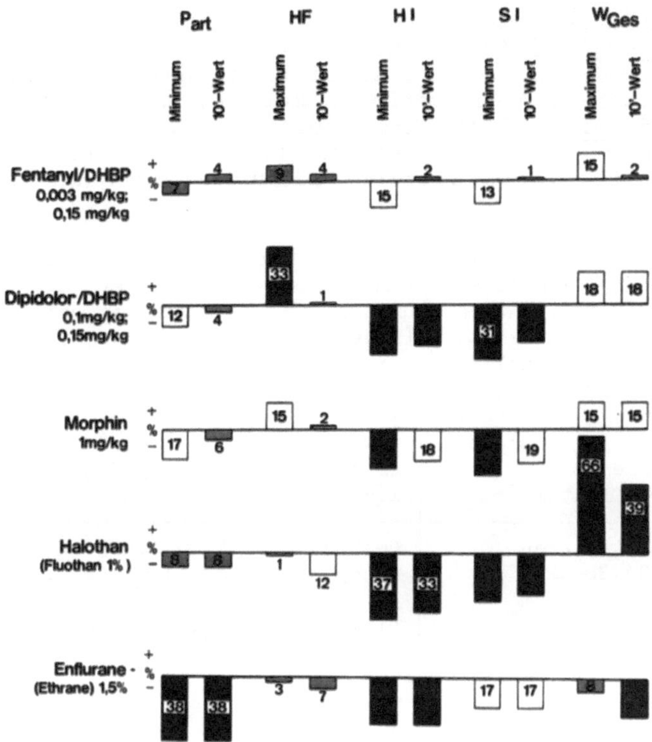

Abb. 1. Beeinflussung von Blutdruck ($\overline{P}_{art}$), Herzfrequenz (HF), Herzindex (HI), Schlagindex (SI) und peripherem Widerstand (W_{ges}) bei myokardial vorgeschädigten Patienten durch verschiedene Narkoseeinleitungsverfahren. Die Änderungen sind in Prozent des jeweiligen Ausgangswertes angegeben. Vergleichende hämodynamische Untersuchungen bei myokardial vorgeschädigten Patienten unter Anwendung verschiedener Narkoseeinleitungsverfahren (schwarze Säulen ohne Zahlenangabe stellen prozentuale Änderungen zwischen 20 und 30% des Ausgangswertes dar)

6.2.2. Anaesthesie mit Fentanyl, Piritramid oder Methoxyflurane

R. Gattiker

Seit mehr als einem Jahr sind an unserer Klinik die halogenisierten Inhalationsanaesthetica Halothan und Methoxyfluran für herzchirurgische Eingriffe fast gänzlich durch <u>Fentanyl</u> ersetzt worden. Fentanyl wird in mittlerer bis hoher Dosierung neben Lachgas/Sauerstoff als alleiniges Analgeticum/Hypnoticum verwendet. <u>Piritramid</u>, welches in der Schweiz bis jetzt nicht im Handel ist, und welches uns von der Firma Janssen zur Verfügung gestellt worden ist, haben wir in gleicher Weise wie Fentanyl in ca. 30 Fällen zu Narkosezwecken verwendet.

Beide Methoden wurden mit der früher traditionellen Methoxyfluran-N_2O/O_2-Anaesthesie verglichen. Dazu wurden je 1O Patienten, die sich alle coronarchirurgischen Eingriffen (aorto-coronare Bypass-Op.) unterziehen mußten, mit Methoxyfluran, Piritramid und Fentanyl anaesthesiert und in drei verschiedenen Untersuchungsphasen die gebräuchlichsten Kreislaufparameter, sowie es der klinische Betrieb erlaubte, gemessen (s. Abb. 1 und 2).

Tabelle 1. Vertikal: die drei Untersuchungsgruppen Methoxyfluran, Piritramid, Fentanyl (je 1O Fälle) mit Durchschnittsalter (min.u. max.) in jeder Gruppe; horizontal: Untersuchungsphasen I (Prämedikation), II (Einleitung: Dosis des Haupt-Anaestheticums in jeder Gruppe), III (Ende Op.: Gesamtdosis des Haupt-Anaestheticums)

Unters.-phase Gruppe n = 1O/Alter	I wach, 45' nach Prämedikation i.m.	II n. An.-Einleitung präop., beatmet N_2O/O_2 50%	III Ende Operation beatmet N_2O/O_2 50%
Methoxyfluran 44,8 (38-52)	Pethidin 5O-75 mg Atropin O,5 mg	Insp. Konz.: O,5 Vol.%	Insp. Konz.: O,3-O,5 Vol.%
Piritramid 45,7 (36-61)	Piritr. 15-22,5mg Atropin O,5 mg	O,4-O,5 mg/kg	1,6 (O,8-2,4)mg/kg
Fentanyl 48 (40-60)	Thalamonal 1 - 2 ml	O,014$\pm$O,001 mg/kg	O,068$\pm$O,003 mg/kg

Es ergaben sich keine signifikanten Unterschiede: die Herzfrequenz ist nach Thalamonalprämedikation am niedrigsten (Fentanylgruppe), jedoch am Ende der Operation am höchsten, was wohl dem Wachzustand nach diesem eher kurzwirkenden Analgeticum zuzuschreiben ist, um so mehr, als die Patienten nach Beendigung des extracorporalen Bypass nur noch ganz geringe Dosen Fentanyl bekamen.

Der Blutdruck verhält sich zumindest in den drei Untersuchungsphasen in allen Gruppen ungefähr gleich. In der Fentanyl-Gruppe ist der TPR am Ende der Operation signifikant höher als in den anderen Gruppen. Der Gesamtsauerstoffverbrauch ist sowohl unter Dipidolor als auch unter Fentanyl in Studienphase II (nach der Einleitung) signifikant tiefer als unter Methoxyfluran. Denselben Trend sieht man auch nach der Prämedikation (I) und am Ende der Operation (III).

Gesamteindruck

1. Fentanyl und Piritramid in mittleren bis hohen Dosen eignen sich zur Anaesthesie für herz- und besonders coronarchirurgische Eingriffe mindestens so gut wie die konventionellen Inhalationsanaesthetica Methoxyfluran und Halothan (in niedriger Konzentration). In den hier beschriebenen Untersuchungsphasen ergeben sich im großen und ganzen keine signifikant verschiedenen Kreislaufparameter zwischen den drei Anaesthesieverfahren. Der Gesamtsauerstoffverbrauch ist unter Fentanyl und Piritramid niedriger als unter Methoxyfluran.

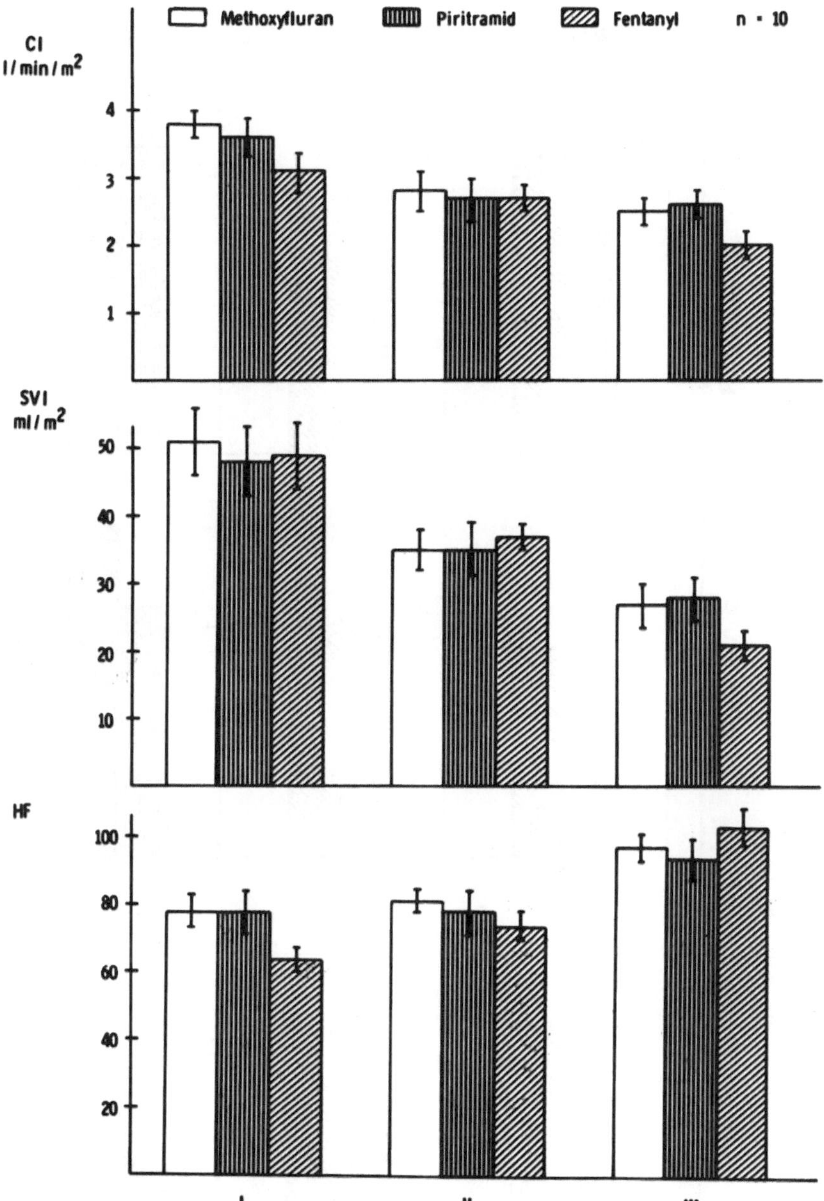

Abb. 1. Herzindex (CI 1/min/m²), Schlagvolumenindex (SVI) und Herzfrequenz (HF) in den 3 Untersuchungsphasen (I, II, III unten angegeben). Mittelwerte und "standard error" von je 10 mit Methoxyfluran (leer), Piritramid (vertikal schraffiert) und Fentanyl (schräg schraffiert) anaesthesierten Patienten

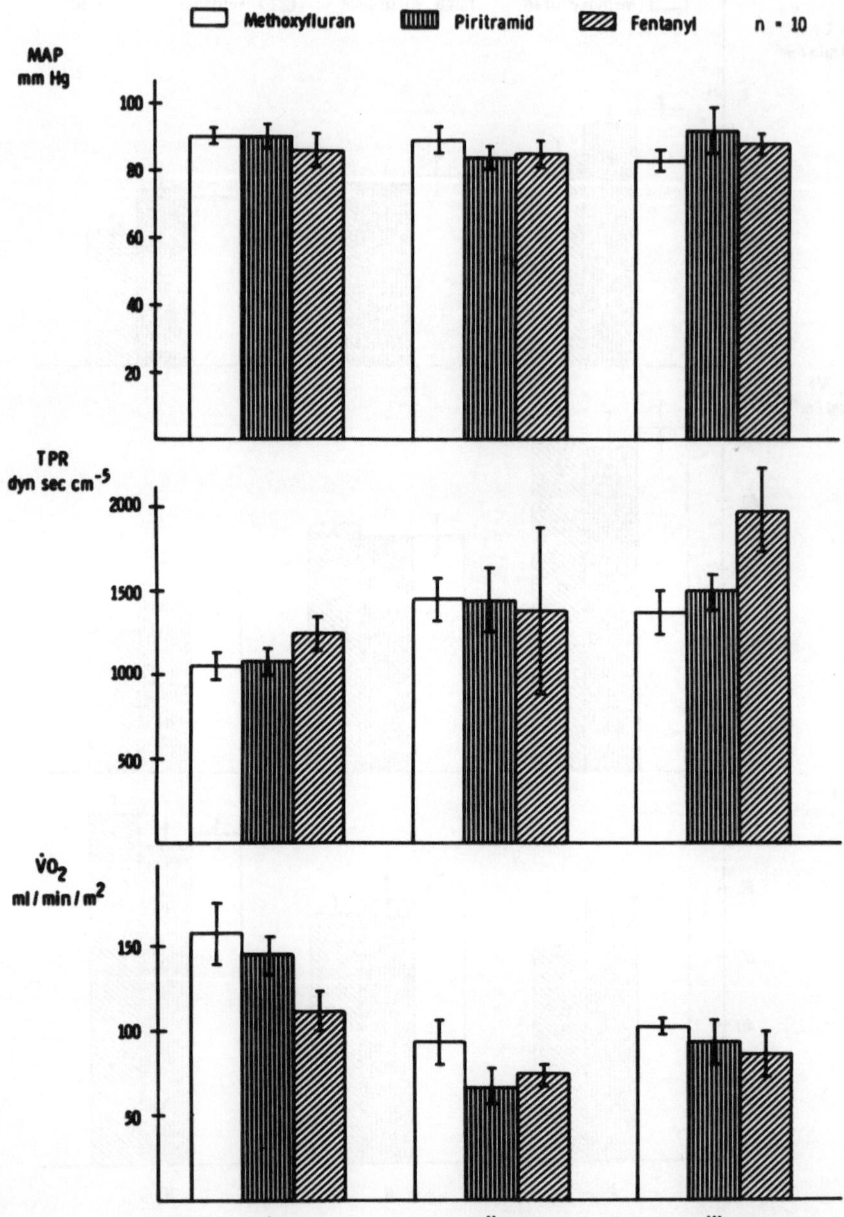

Abb. 2. Arterieller Mitteldruck (MAP mm Hg), totaler peripherer Widerstand (TPR dyn sec cm^{-5}) und Sauerstoffverbrauch ($\dot{V}O_2$ ml/ min/m^2)

2. Vorteile der Morphinderivate gegenüber den halogenisierten Inhalationsanaesthetica: a) keine gefährlichen Druckabfälle und Low-output-Phasen in kritischen Operationsphasen, wie

z. B. während der Kanülierung; b) genügend hoher arterieller
Mitteldruck während der extracorporalen Perfusion, d. h. mindestens 70-80 mmHg, gegenüber regelmäßig niedrigem arteriellen Mitteldruck unter den Inhalationsanaesthetica (sehr häufig unter 60 mmHg, so daß oft Katecholamine gegeben werden
mußten, da der Druck auch bei relativ hohem Flow nicht anstieg). Dies ist besonders wichtig für Coronarpatienten, die
zur Perfusion von hinter Stenosen gelegenen Myokardbezirken
auf einen gewissen Mitteldruck angewiesen sind.

3. Gegenüber Morphin hat besonders Fentanyl den Vorteil, daß es
   weniger zu schwer beeinflußbaren hypertensiven Phasen führt,
   und sowohl Piritramid wie Fentanyl beeinflussen die renale
   Ausscheidung nicht.

4. Obwohl auch zur Einleitung Fentanyl und Dipidolor als alleiniges Analgeticum/Hypnoticum gegeben wurde, allerdings unter
   relativ frühzeitiger Relaxierung mit Pancuronium und Intubation, haben wir durch postoperatives Befragen der Patienten
   immer eine vollständige retrograde Amnesie für den Narkosebeginn festgestellt.

Literatur

1. MÜLLER, H., DIMAI, W., GATTIKER, R.: Vergleichende Untersuchungen von
   Piritramid und Methoxyfluran zur Anaesthesie für koronarchirurgische
   Eingriffe. Bericht von der Jahrestagung der DGAW, S. 958. Erlangen:
   Straube 1975
2. DIMAI, W., GATTIKER, R.: Hochdosierte Fentanyl-Anaesthesie in der Herz-
   chirurgie. Zentraleuropäischer Anaesthesiekongreß Bremen 1975, Verlag
   Straube Erlangen (im Druck)

6.2.3. Piritramid (Tierexperimentelle Untersuchungen)

D. Patschke

Die Wirkung von Opiaten, insbesondere von Piritramid, auf die
Hämodynamik und die Sauerstoffversorgung des Herzens sind bisher
am Tier (2) nur im Narkose-"steady-state" des jeweils geprüften
Opiats untersucht worden. Ein Narkose-"steady-state" tritt nach
einer intravenösen Injektion jedoch erst spät im flachen Teil
der exponentiell abfallenden Wirkstoffspiegelkurve ein. Über die
Akutwirkungen von Opiaten liegen lediglich die Mitteilungen von
FREYE (1) vor.

Da gegen diese Untersuchungen methodische Einwände zu erheben
sind, möchte ich über die Ergebnisse eigener tierexperimenteller
Untersuchungen berichten. Piritramid (Abb. 1) führte unmittelbar
nach der Injektion aufgrund einer geringen Schlagvolumenvermehrung
zu einer leichten HZV-Zunahme. Da gleichzeitig der arterielle
Mitteldruck signifikant abnahm, kann auf eine periphere Gefäßdilatation (15%) geschlossen werden. Die Herzinotropie wurde
durch Piritramid nicht beeinträchtigt (Abb. 2). Der geringe,

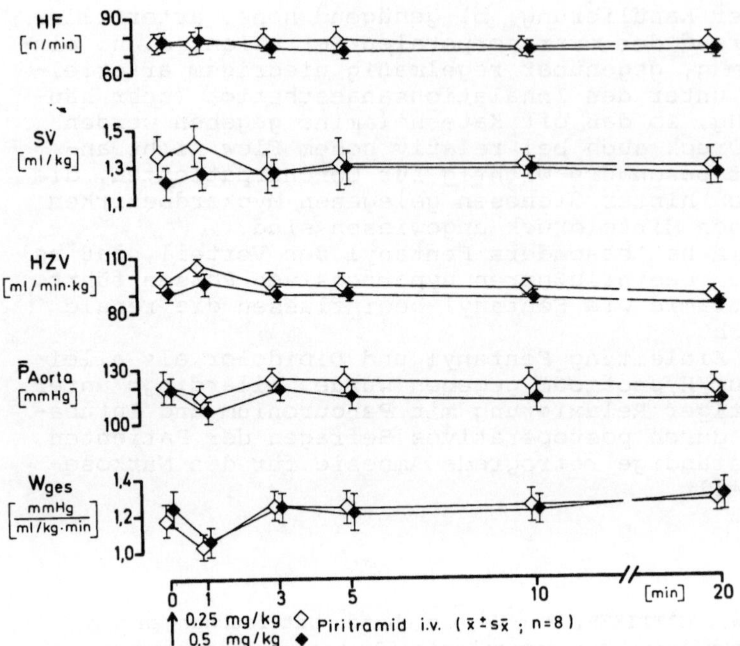

Abb. 1. Die Wirkung von Piritramid auf die Herzfrequenz (HF), das Schlagvolumen (SV), das Herzzeitvolumen (HZV), den mittleren Aortendruck ($\overline{P}_{Aorta}$) und den peripheren Gesamtwiderstand (W_{ges}) beim Hund

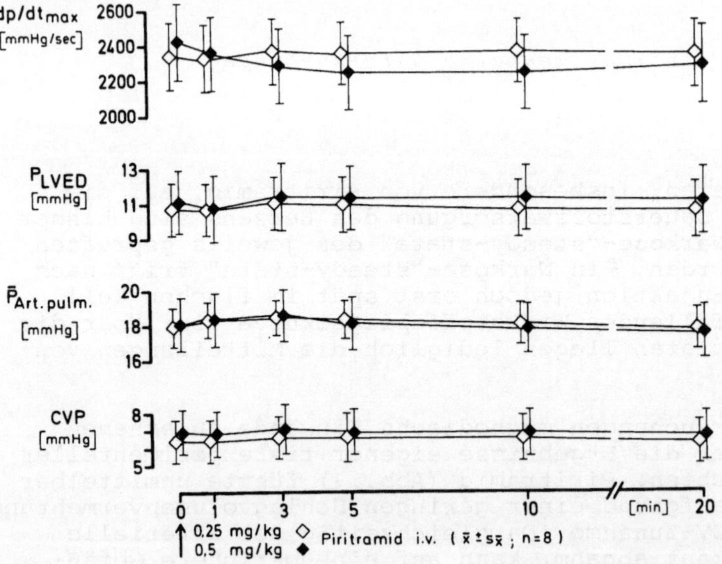

Abb. 2. Das Verhalten des Inotropieparameters dp/dt_{max}, des linksventriculären enddiastolischen Druckes (P_{LVED}), des mittleren Pulmonalisdruckes ($\overline{P}_{Art. pulm.}$) und des zentralvenösen Druckes (CVP) nach Piritramid beim Hund

statistisch nicht signifikante Abfall des Inotropieparameters dp/dt_{max} ist bei gleichbleibendem "preload" auf eine zu vernachlässigende Senkung der Herzfrequenz und des Blutdruckes zurückzuführen. Abb. 3 zeigt, daß Piritramid auch am Coronarsystem zu einer geringen Gefäßdilatation führt. Die Coronardurchblutung nahm um etwa 10% zu, während der Coronarwiderstand bei gleichzeitiger Verminderung der $AVDO_2$ des Herzens um etwa 23% abnahm. Änderungen des myokardialen Sauerstoffverbrauches waren statistisch nicht zu sichern. Die Akutwirkungen von Piritramid waren 3 min nach der Injektion wieder abgeklungen.

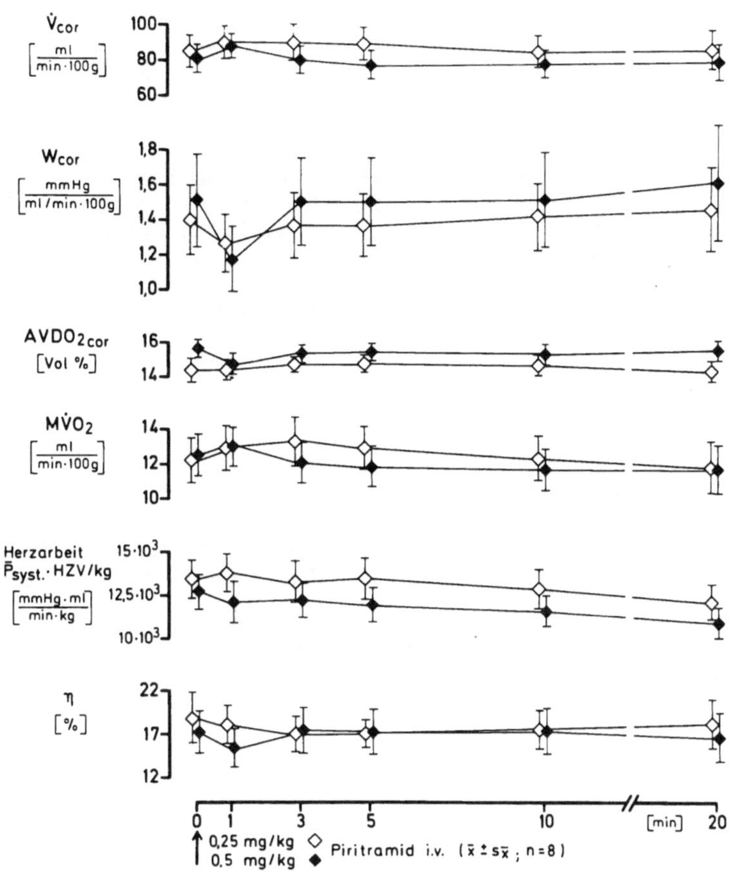

Abb. 3. Die Wirkung von Piritramid auf die Coronardurchblutung ($\dot{V}_{cor}$), den coronaren Gefäßwiderstand (W_{cor}), die $AVDO_2$ des Herzens ($AVDO_{2\ cor}$), den myokardialen Sauerstoffverbrauch ($M\dot{V}O_2$), die Herzarbeit ($\bar{P}_{syst}$ x HZV/kg) und den Wirkungsgrad der Herzarbeit (η) beim Hund

Zusammenfassend kann festgestellt werden, daß Piritramid zu einer kurzfristigen Dilatation peripherer und coronarer Gefäße führt. Diese Effekte sind klinisch sicherlich irrelevant. Ein "coronary-

steal"-Syndrom ist beim Coronarsklerotiker nicht zu befürchten.
Lediglich bei Patienten mit hypotonen Kreislaufzuständen, wie
z. B. im Schocksyndrom, sollte die Dosis von Piritramid zur Narkoseeinleitung reduziert und nur langsam injiziert werden.

Literatur

1. FREYE, E.: Cardiovascular effects of high dosages of fentanyl, meperdine
   and naloxone in dogs. Anaesth. Analg. 53, 40 (1974)
2. KETTLER, D.: Sauerstoffbedarf und Sauerstoffversorgung des Herzens in
   Narkose. In: Anaesthesiologie und Wiederbelebung, Bd. 67. Berlin-Heidelberg-New York: Springer 1973
3. SONNTAG, H.: Koronardurchblutung und Energieumsatz des menschlichen Herzens unter verschiedenen Anaesthetika. In: Anaesthesiologie und Wiederbelebung, Bd. 79. Berlin-Heidelberg-New York: Springer 1973

HEMPELMANN: In unserer Arbeitsgruppe hat Herr KARLICZEK sich mit
den Inhalationsanaesthetica Halothane, Methoxyflurane, Enflurane
beschäftigt und Fluroxene untersucht. Er hat gefunden, daß Fluroxene insbesondere bei der Einleitung und bei der Fortführung
der Narkose die geringsten hämodynamischen Effekte aufweist. Es
gibt ganze Kliniken in Amerika, die fast ausschließlich Fluroxene
verwenden und das ist sicherlich ein interessanter Aspekt. Man
darf aber nicht vergessen, daß es bei Konzentrationen über 4%
explosiv wirken könnte. Diese Konzentration wird aber bei der
Anaesthesie in der Herzchirurgie nie erreicht.

6.3. Nitroglycerin

ZINDLER: Wir kommen jetzt zu der Frage, ob die Empfehlung der
Cleveland-Gruppe, während der Narkose Nitroglycerin zu geben -
sublingual oder auch intravenös - sinnvoll ist.

Herr HEMPELMANN hat interessante Untersuchungen über Nitroglycerin.

*6.3.1. Intravenöse Gaben von Nitroglycerin während und nach
herzchirurgischen Eingriffen bei Patienten mit Coronarinsuffizienz*

G. Hempelmann, S. Piepenbrock und G. Karliczek

Seitdem VILJOEN 1968 über die intramuskuläre und sublinguale
Anwendung von Nitroglycerin bei coronarchirurgischen Eingriffen
berichtet hat (15, 16), ist diese von MURREL 1879 in die Therapie des Angina pectoris-Anfalls eingeführte Substanz (7) mit
der steigenden Zahl coronarchirurgischer Eingriffe zunehmend
mehr in das Interesse der operativen Medizin gerückt.

Einem Hinweis von HAMER und HEITMANN (4) folgend, haben wir in
unserer Zentralapotheke Nitroglycerin i.v.[+] herstellen lassen.
Seither haben wir diese Substanz bei 78 Patienten mit angiogra-
phisch und anamnestisch nachgewiesener Coronarinsuffizienz während und nach herzchirurgischen Eingriffen eingesetzt.

Eine erste Untersuchungsreihe wurde mit 0,4 mg Nitroglycerin i.v.
durchgeführt (Abb. 1):

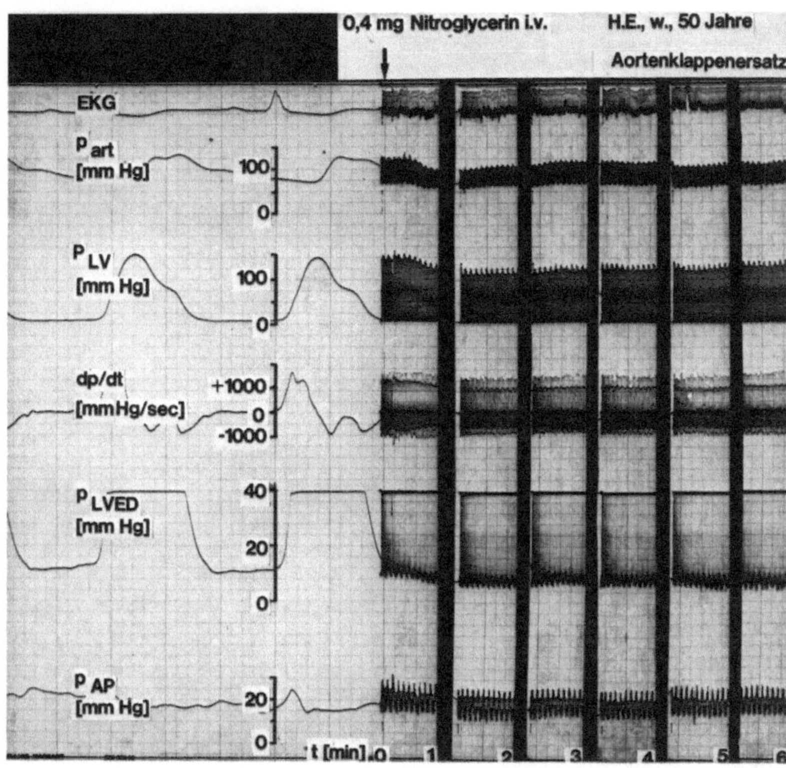

*Abb. 1. Hämodynamische Wirkung von 0,4 mg Nitroglycerin i.v. bei
einem Patienten mit Aortenvitium (p_{art} = Blutdruck, p_{LV} = linksventriculärer Druck, dp/dt = Druckanstiegsgeschwindigkeit, p_{LVED}=
linksventriculärer enddiastolischer Druck, p_{AP} = Pulmonalaterien-
druck*

In Neuroleptanalgesie haben wir nach Sternotomie und Pericard-
eröffnung das Elektrokardiogramm, den arteriellen Druck, den
linksventriculären Druck, den linksventriculären enddiastolischen

---

[+]Rp. Nitroglycerin 1% 4 ml (Merck, Artikel Nr. 7753, DAB 6, bzw.
BPC 1954) Isotone Ringerlösung 96 ml (konserviert mit 0,1%
Nipagin-Nipasol = Methyl + Propylester der p-Hydraxbenzoesäure
7+3)

Druck und die Druckanstiegsgeschwindigkeit dp/dt sowie bei den meisten Fällen den Pulmonalarteriendruck kontinuierlich registriert (5). Unter diesen Bedingungen führten 0,4 mg Nitroglycerin i.v. zu einer signifikanten Abnahme des systolischen Drucks (-33%), des diastolischen Drucks (-22%), des linksventriculären Drucks (-28,5%), des linksventriculären enddiastolischen Drucks (-37%) sowie einer weniger deutlich ausgeprägten Abnahme der maximalen Druckanstiegsgeschwindigkeit dp/dt$_{max}$ (-15%); die Herzfrequenz stieg dabei um 10% an (Abb. 2).

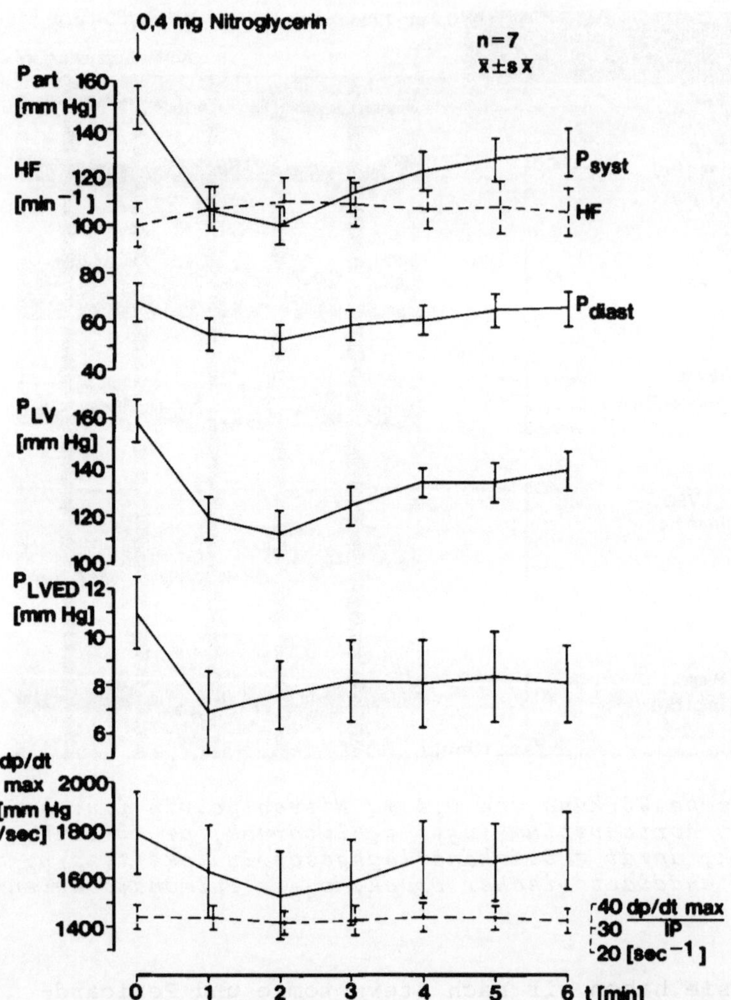

Abb. 2. Beeinflussung des Blutdrucks p$_{art}$, der Herzfrequenz HF, des linksventriculären Drucks p$_{LV}$, des linksventriculären enddiastolischen Drucks p$_{LVED}$ sowie der maximalen Druckanstiegsgeschwindigkeit dp/dt$_{max}$ durch 0,4 mg Nitroglycerin i.v. bei 7 Patienten mit Coronarerkrankung

Entsprechende hämodynamische Veränderungen konnten bei Anwendung von 0,2 mg Nitroglycerin i.v. festgestellt werden (Abb. 3):

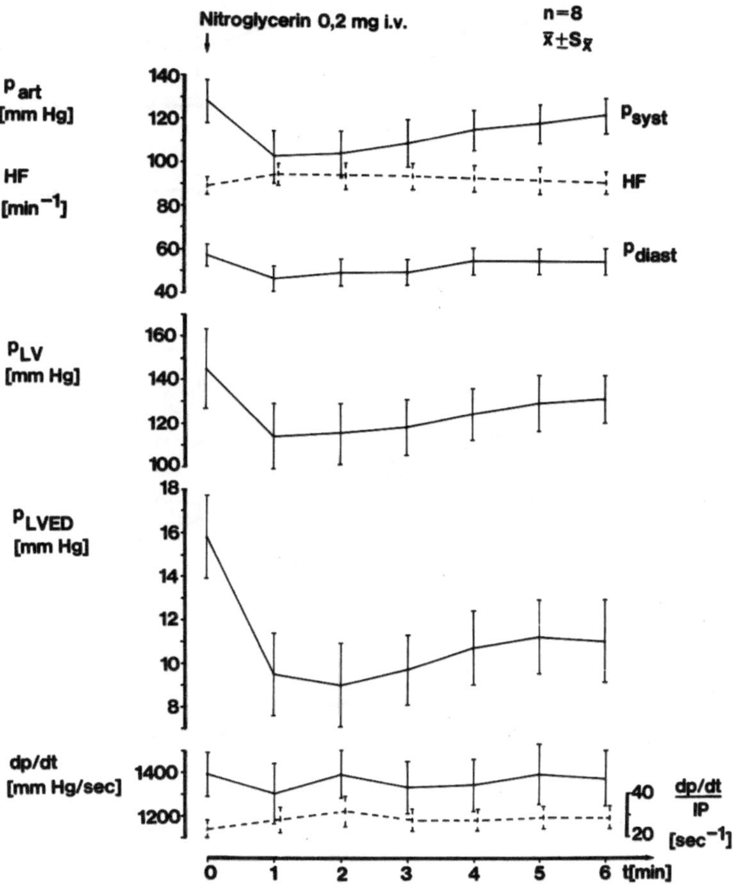

Abb. 3. Veränderungen von Blutdruck p_{art}, Herzfrequenz HF, linksventriculärem Druck p_{LV}, linksventriculärem enddiastolischen Druck P_{LVED} sowie der maximalen Druckanstiegsgeschwindigkeit dp/dt_{max} durch intravenöse Injektion von 0,2 mg Nitroglycerin

Psyst -21%; Pdiast -19%; PLV -21%; PLVED -43%; dp/dtmax -7%; HF +6%.

Eine Infusion von 2 mg/Std Nitroglycerin führte zu folgenden Ergebnissen (Abb. 4): Psyst -19%; Pdiast -17%; PLV -21%; PLVED -22%; dp/dtmax -9%; PRA -25% und HF +7%. Im Gegensatz zu den Untersuchungen mit 0,2 mg bzw. 0,4 mg Nitroglycerin traten bei der Infusion von 2 mg/Std die hämodynamischen Veränderungen erst nach 6 - 8 min auf.

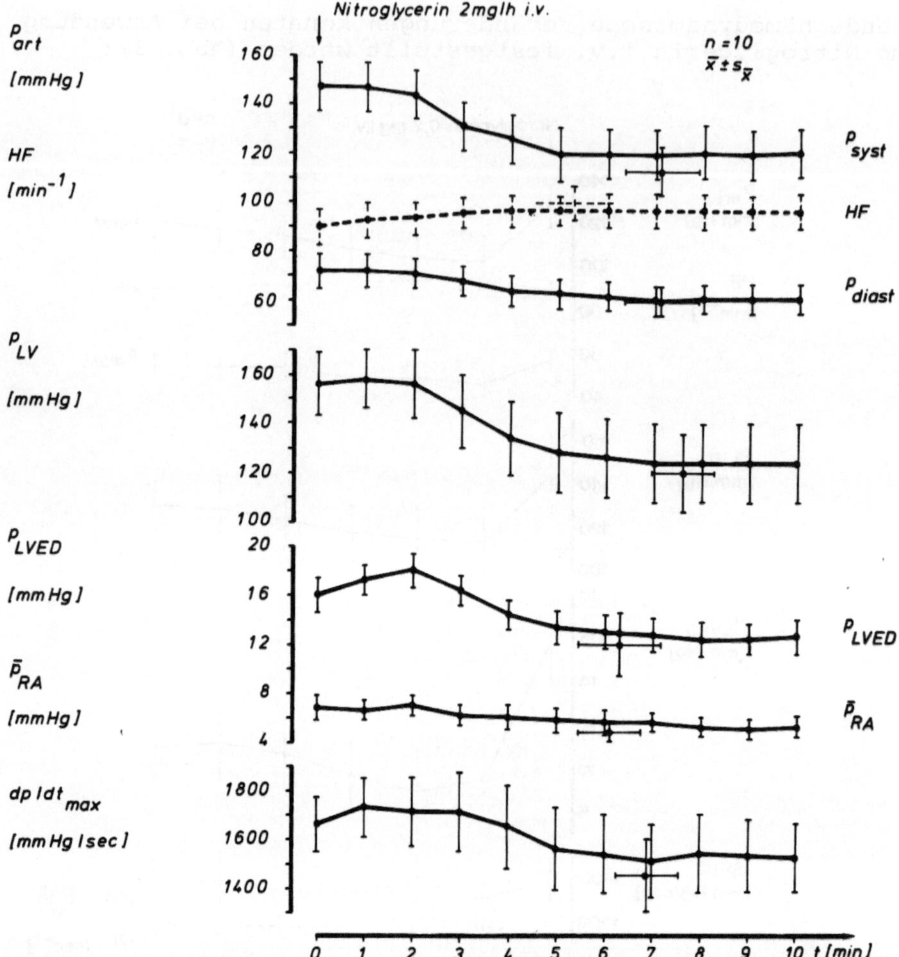

Abb. 4. *Veränderungen von Blutdruck p_{art}, Herzfrequenz HF, links-ventriculärem Druck p_{LV}, linksventriculärem enddiastolischen Druck p_{LVED}, mittlerem Druck im rechten Vorhof $\bar{p}_{RA}$ sowie der maximalen Druckanstiegsgeschwindigkeit dp/dt_{max} durch Infusion von 2 mg/Std Nitroglycerin*

In einer <u>zweiten</u> Untersuchungsreihe haben wir unter Anwendung derselben Dosierungen <u>während der extracorporalen Zirkulation</u> bei konstanten Flußraten der Herz-Lungen-Maschine, konstanter Körpertemperatur und nur unwesentlich veränderten Werten des Säure-Basen-Haushalts die Veränderungen des arteriellen Perfusionsdruckes in der A. radialis bei abgeklemmter Aorta und induziertem Kammerflimmern registriert. Dabei kam es zu einer Abnahme des Perfusionsdruckes um 16 - 23% (Abb. 5). Dieser Befund scheint uns hinsichtlich seiner Interpretation von nicht geringer Bedeutung, da bisher die Erweiterung der postcapillären Strecke - also die Erweiterung der kapazitiven Gefäße - überwiegend für die Blutdrucksenkung verantwortlich gemacht wurde (<u>2</u>, <u>3</u>, <u>6</u>, <u>8</u>).

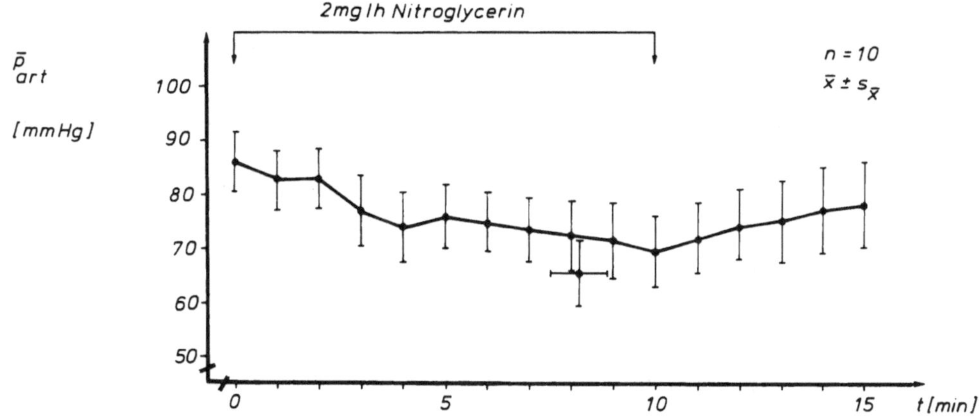

Abb. 5. Veränderungen des arteriellen Perfusionsdrucks $\bar{p}_{art}$ während der extracorporalen Zirkulation durch Infusion von 2 mg/Std Nitroglycerin

Unsere Untersuchungen während der extracorporalen Zirkulation deuten darauf hin, daß der präkapillären Strecke, den Arteriolen, initial eine entsprechend große Bedeutung bei der arteriellen Drucksenkung nach intravenöser Gabe von Nitroglycerin zukommen dürfte.

Eine <u>dritte</u> Untersuchungsreihe wurde in der unmittelbaren <u>postoperativen Phase</u> durchgeführt, wobei hier besonderer Wert auf die Bestimmung des Herzzeitvolumens (Thermodilutionsmethode, Swan-Ganz-Katheter) gelegt wurde.

O,2 mg und O,4 mg Nitroglycerin i.v. führten jeweils zu der bekannten Abnahme der arteriellen Drucke und des peripheren Kreislaufwiderstandes; Herz- und Schlagindex waren nur in den ersten 2 - 3 min erhöht; der Pulmonalarterienmitteldruck nahm um 25% bzw. 18,5% ab und die Arbeit des linken Ventrikels verminderte sich um 20% bzw. 22%.

Hämodynamische Untersuchungen in der postoperativen Phase unter Infusion von 2 mg/Std Nitroglycerin führten wir über 6O min bei 8 Patienten durch (Abb. 6): Die Veränderungen von Blutdruck, Herzfrequenz, Herzindex und Schlagindex waren in dieser Gruppe gering. Der Lungenarteriolenwiderstand nahm um 14% ab, stieg jedoch nach Absetzen der Nitroglycerin-Infusion um 26% an. Entsprechende Veränderungen fanden sich für den Pulmonalarterienmitteldruck (-22%; nach Absetzen +4%). Die Arbeit des rechten Ventrikels nahm unter der Nitroglycerin-Therapie um 37% ab, erreichte nach Absetzen der Infusion jedoch gleich wieder annähernd Ausgangswerte.

Aufgrund der in der Literatur mitgeteilten günstigen Einflüsse von Nitroglycerin (1. Umverteilung der Myokarddurchblutung zu gunsten der subendokardialen Gewebe (<u>10</u>, <u>17</u>, <u>18</u>); 2. positivinotroper Effekt (<u>11</u>, <u>13</u>, <u>14</u>); 3. Reduktion des myokardialen

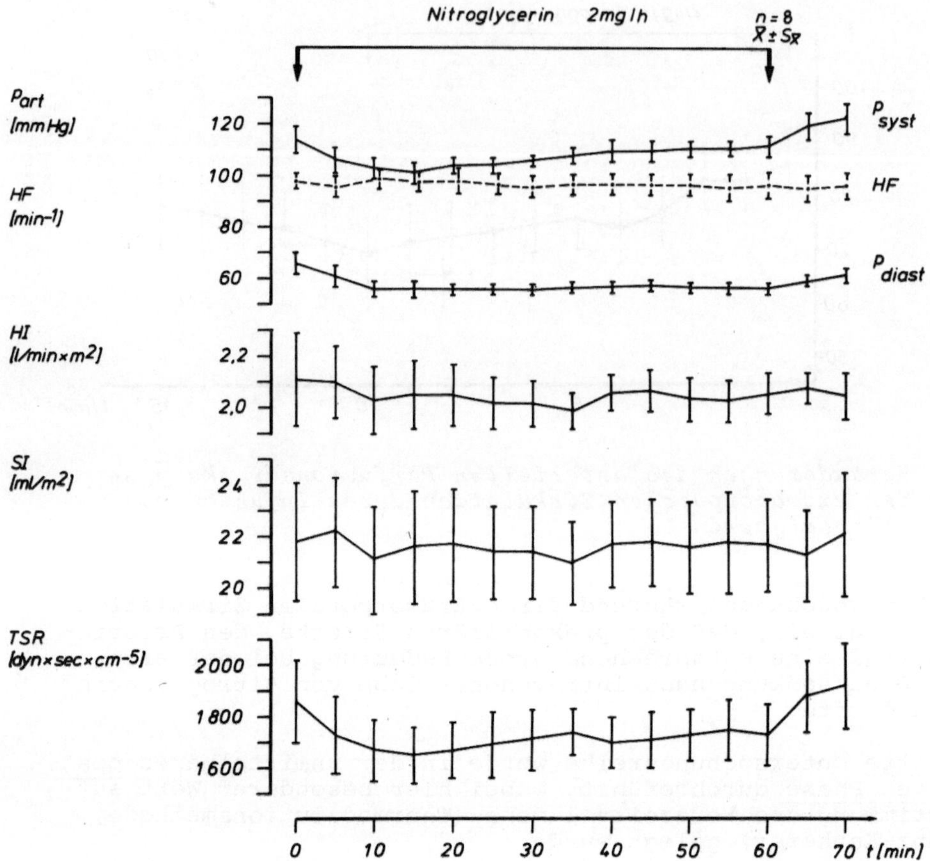

Abb. 6. Hämodynamische Veränderungen nach Dauerinfusion von 2 mg/Std Nitroglycerin (p_{art} = arterieller Druck, HF = Herzfrequenz, HI = Herzindex, SI = Schlagindex, TSR = peripherer Kreislaufwiderstand)

Sauerstoffverbrauchs (9, 12)) halten wir die intravenöse Verabreichung von Nitroglycerin bei Patienten mit Coronarerkrankungen während und insbesondere nach operativen Eingriffen für eine sinnvolle therapeutische Bereicherung. Wichtig ist, daß es durch eine Nitroglycerin-Therapie nicht aufgrund der peripheren Wirkung zu einem stärkeren Blutdruckabfall kommen sollte, da dies den direkten positiv-inotropen Effekt der Substanz aufheben kann, wie es in unseren Untersuchungen der Fall war. Bei absoluter oder relativer Hypovolämie ist somit Vorsicht geboten. Diese periphere Nitroglycerin-Wirkung muß als limitierender Faktor gesehen werden, kann jedoch auf der anderen Seite, z. B. bei einer schweren Linksherzinsuffizienz, therapeutisch genutzt werden (1).

Bei gleichzeitiger adäquater Volumenzufuhr kann auch der direkte positiv-inotrope Effekt des Nitroglycerins genutzt werden (Abb. 7).

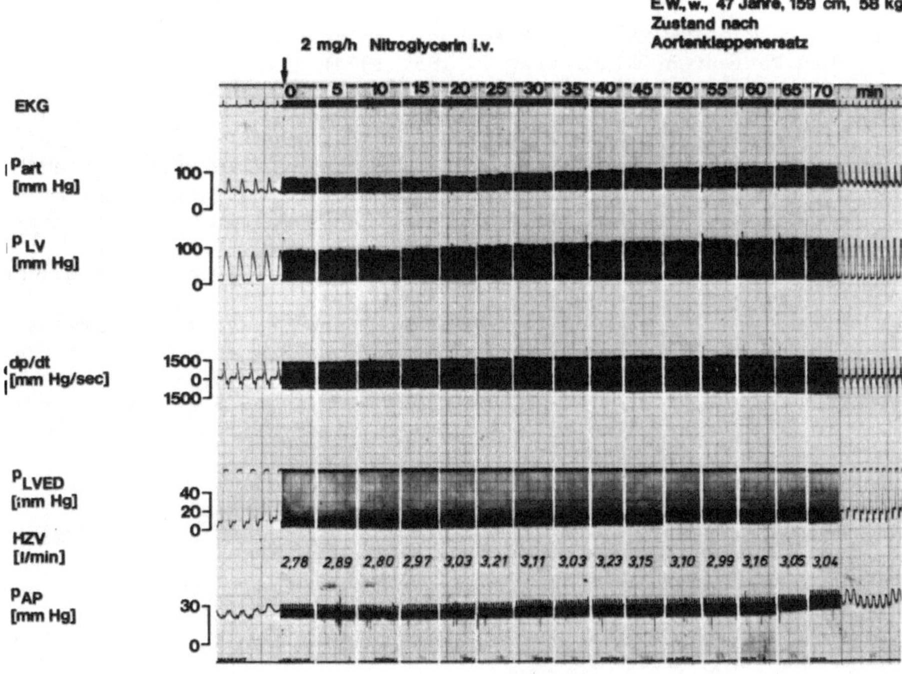

Abb. 7. Infusion von 2 mg/Std Nitroglycerin bei einem Patienten mit Zustand nach Aortenklappenersatz (P_{art} = arterieller Blutdruck, P_{LV} = linksventriculärer Druck, dp/dt_{max} = Druckanstiegsgeschwindigkeit, P_{LVED} = linksventriculärer enddiastolischer Druck, HZV = Herzzeitvolumen, P_{AP} = Pulmonalarteriendruck)

Zusammenfassung

Die hämodynamische Wirkung intravenöser Gaben von Nitroglycerin (O,4 mg; O,2 mg; 2 mg/Std) wurde während und nach herzchirurgischen Eingriffen bei Patienten mit coronaren Erkrankungen untersucht. Die Ergebnisse zeigen, daß Nitroglycerin aufgrund seiner pharmakologischen Eigenschaften (z. B. Verminderung des Sauerstoffbedarfs) die therapeutischen Möglichkeiten während und nach herzchirurgischen Eingriffen bei vorliegender Coronarerkrankung sinnvoll erweitern kann.

Literatur

1. BUSSMANN, W.-D., VACHALOWA, J., KALTENBACH, M.: Wirkung von Nitroglycerin beim akuten Myokardinfarkt. Dtsch. med. Wschr. 100, 749 (1975)
2. FERRER, M. I., BRADLEY, S. E., WHEELER, H. O., EUSON, Y., PREISIG, R., BRICKNER, P. W., CONROY, R. J., HARVEY, R. M.: Some effects of nitroglycerin upon the splanchnic, pulmonary and systemic circulation. Circulation 33, 357 (1966)
3. HAGEMANN, K., NIEHUES, B., ARNOLD, G., LOCHNER, W.: Intravasales Volumen und Strömungswiderstand des großen und kleinen Kreislaufs unter der Wirkung von Nitroglycerin. Verh. dtsch. Ges. Kreisl.-Forsch. 39, 243 (1973)

4. HAMER, Ph., HEITMANN, D.: Anaesthesiologische Aspekte bei koronarchirur-
   gischen Patienten. Klinikarzt 7, 183 (1974)
5. HEMPELMANN, G., HELMS, U., WALDHAUSEN, E., DALICHAU, H., WALTER, P.,
   PIEPENBROCK, S.: Kreislaufuntersuchungen über CT 1341 bei Patienten mit
   angeborenen und erworbenen Herzfehlern. Anaesthesist 22, 345 (1973)
6. MASON, D. T., BRAUNWALD, E., with the technical assistance of BULLOCK,
   F. A., and KING, C. V.: The effects of nitroglycerin and amyl nitrite
   on arteriolar and venous tone in the human forearm. Circulation 32,
   755 (1965)
7. MURRELL, W.: Nitroglycerine as a remedy for angina pectoris. Lancet
   1879 I, 80
8. PARKER, J. O., CASE, R. B., ICHAJA, F., LEDWICH, J. R., ARMSTRONG, P.W.:
   The influence of changes in blood volume on angina pectoris. A study of
   the effect of phlebotomy. Circulation 41, 593 (1970)
9. PERLOFF, J. G., RONAN, J. A., DE LEON, A. C.: The effect of nitroglycerin on left ventricular wall tension in fixed orifice aortic stenosis.
   Circulation 32, 204 (1965)
10. PITT, B.: Observations on the effect of myocardial reactive hyperemia,
    ischemia, and nitroglycerin on regional myocardial blood flow. In:
    Coronary heart disease (M. KALTENBACH, P. LICHTLEN, G. C. FRIESINGER,
    Eds.). Stuttgart: Thieme 1973
11. RAFF, W. K., DRECHSEL, U., SCHOLTHOLT, J., LOCHNER, W.: Herzwirkung des
    Nitroglycerins. Pflügers Arch. ges. Physiol. 317, 336 (1970)
12. RAFF, W. K., LOCHNER, W.: Wirkungsmechanismus von Nitroglycerin. Med.
    Klin. 69, 1100 (1974)
13. STRAUER, B. E.: Der Mechanismus der Nitroglycerinwirkung vom Aspekt der
    Myokardkontraktilität. Z. Kardiol. 62, 97 (1973)
14. STRAUER, B. E.: Studies concerning the effect of nitroglycerin on the
    contractile and relaxing properties of the isolated human ventricular
    myocardium. In: Coronary heart disease. (M. KALTENBACH, P. LICHTLEN,
    G. C. FRIESINGER, Eds.). Stuttgart: Thieme 1973
15. VILJOEN, J. F.: Anaesthesia for internal mammary implant surgery.
    Anaesthesia 23, 515 (1968)
16. VILJOEN, J. F.: Persönliche Mitteilung (1970)
17. WINBURY, M. M., HOWE, B. B., HEFNER, M. A.: Effects of nitrates and
    other coronary dilators on large and small coronary vessels: An hypo-
    thesis for the mechanism of action of nitrates. J. Pharmacol. exp. Ther.
    168, 70 (1963)
18. WINBURY, M. M., HOWE, B. B., WEISS, H. R.: Effect of nitroglycerin and
    dipyridamole on epicardial and endocardial oxygen tension. Further evi-
    dence for redistribution of myocardial blood flow. J. Pharmacol. exp.
    Ther. 176, 184 (1971)

Diskussion zum Referat HEMPELMANN et al.: Nitroglycerin

ZINDLER: Würden Sie dann empfehlen, bei aortocoronarem Bypass
hin und wieder, z. B. bei zu hohem Blutdruck, oder regelmäßig
Nitroglycerin zu geben? Und wieviel?

HEMPELMANN: Eine Dosierung von 2 mg/Std hat sich bei uns ganz
gut bewährt: Bei überhöhten arteriellen Drucken sollte man es
unbedingt schon vor Kanülierung der Aorta geben, denn es ist
bekannt, daß hohe Drucke neben einem erhöhten Sauerstoffverbrauch u. U. Komplikationen bei der Kanülierung mit sich bringen können.

Bei zu hohem Mitteldruck im Bypass haben wir Dehydrobenzperidol
gegeben. Sie können eine Drucksenkung auch mit Nitroglycerin
bewirken.

KREUZER (Stuttgart): Zu Abb. 7 wollte ich Sie fragen, warum Sie
den Druckabfall mit Volumen aufheben, d. h. den Agonisten mit
dem Antagonisten behandeln?

HEMPELMANN: Das war nur als Beispiel gedacht, um zu zeigen, daß
man die starken Bltudruckabfälle, d. h. die periphere Wirkung,
kompensieren kann.

Wir hatten bei einigen Patienten ganz erhebliche Druckabfälle,
die wir akut behandeln mußten. Bei einer Hypovolämie oder manchmal auch bei einer Normovolämie können Sie in Schwierigkeiten
kommen. Also, der limitierende Faktor ist das Volumen, d. h. die
periphere Wirkung des Nitroglycerins.

LOCHNER (Düsseldorf): Sie haben Dauerinfusion gemacht: haben
Sie niemals das Phänomen der Tachyphylaxie gesehen? Darüber
wird ja berichtet. Wie lange erreichen Sie den gewünschten
Effekt, ohne die Dosis zu erhöhen?

HEMPELMANN: Das kommt etwas bei Abb. 7 heraus. Die Wirkung ist
sicherlich durch die gleichzeitige Volumengabe mit kompensiert
worden, aber ich bin der Meinung, daß Sie nach einer einstündi-
gen Infusion schon - wenn Sie den gleichen Effekt erreichen wollen - etwas mehr geben müssen; wieviel, kann ich im Augenblick
nicht sagen.

KETTLER: Das ist eine sehr schöne pharmakologische Studie.

Ich kann aber den kontinuierlichen und konstanten Einsatz von
Nitroglycerin einfach nicht einsehen, mit einer Ausnahme, das
ist die Hypertension. Ist aber der routinemäßige Zusatz von
Nitroglycerin für die Herz-Lungen-Maschinen-Technik bei Coronarpatienten gerechtfertigt?

Außerdem, bei der kompensatorischen Volumengabe steigt ja nun
leider der enddiastolische Druck wieder an.

EBERLEIN (Berlin): Dem kann auch ich nicht ganz folgen, Herr
HEMPELMANN. Sie sagen, mit der Volumengabe kann ich diesen un-
erfreulichen Effekt, diese Widerstandsverringerung aufheben.
Aber wenn gleichzeitig der enddiastolische Druck ansteigt, ist
das nichts Gutes, denn es ist ein Zeichen dafür, daß das Volumen wohl nicht ganz weitergepumpt werden kann.

HEMPELMANN: Ich empfehle auch nicht, Nitroglycerin und Volumen
gleichzeitig zu geben, das hebt sich ja gegenseitig auf. Ich
möchte nur darauf hinweisen, daß man starke Blutdruckabfälle
kriegen kann, und daß man diese zu starke Nebenwirkung akut
durch Volumengabe kompensieren kann. Das ist der einzige Sinn
dieses Dias.

Um auf Herrn KETTLERS Einwand zu antworten: wir bewerten den
Blutdruckabfall günstig, weil damit der Sauerstoffverbrauch

geringer wird, insbesondere bei einer Hypertonie - und das haben
nun einmal viele Coronarpatienten.

<u>LOCHNER (Düsseldorf)</u>: Wenn Sie eine zu starke Blutdrucksenkung
haben, wäre natürlich das beste Mittel, die Nitroglycerin-Infusion abzusetzen. Wie lange ist die Nachwirkung? Ich habe öfters
gemerkt, daß Nitroglycerin noch sehr lange nachwirken kann, und
zwar nicht so sehr auf den arteriellen Druck, sondern mehr auf
der venösen Seite.

<u>HEMPELMANN</u>: Das ist durchaus möglich. Bei Bolusinjektionen ist
die maximale hämodynamische Wirkung erst nach 4 - 5 min vorbei.

7. Besonderheiten im Bypass

7.1. Hypertonie im Bypass

ZINDLER: Herr HEMPELMANN, Sie würden also eine Hypertonie im
Bypass mit Nitroglycerin behandeln? Was machen die anderen? Der
Mitteldruck steigt langsam immer höher, 8o, 90, 1OO, 12O?

DEHNEN: Es gibt sicherlich mehrere Ursachen für das Ansteigen
des Druckes. In den meisten Fällen eine zu flache Narkose und
zweitens eine Acidose. Wenn das beides nicht der Fall ist, geben wir Hydergin 1,8 - 3 mg oder Dehydrobenzperidol bei der
Neuroleptanaesthesie. Diese Hypertonien sehen wir bei Coronarpatienten selten.

HEMPELMANN: Daß wir die Parameter, die Sie erwähnt haben, vorher
abklären, versteht sich von selbst. Zum Hydergin möchte ich sagen, daß wir damit eine Untersuchung am Bypass unter denselben
Bedingungen gemacht haben. Wir konnten aber bei Hydergin keine
wesentliche α-Blockade nachweisen, im Gegensatz zum Dehydrobenzperidol, wo sie wesentlich deutlicher zum Ausdruck kommt.

ZINDLER: Ich stelle bei zu hohem Mitteldruck im Bypass meist
ein bißchen Halothane an, O,5%, und kann dann den Blutdruck
titrieren, wie ich ihn haben möchte.

Etwa 10 min vor Bypass-Ende wird Halothane wieder abgestellt.

Wenn vor Bypass-Ende der arterielle Druck zu hoch ist und be-
fürchtet werden muß, daß das Herz nicht die erhöhte "afterload"
überwinden kann, habe ich auch schon etwas Phentolamin (Regitin)
gegeben. Hier wäre der kardiodepressive Effekt von Halothane
nicht günstig.

CORSSEN: Wir benutzen bei zu hohem Mitteldruck im Bypass auch
geringe Konzentrationen von Halothane im allgemeinen nicht mehr
als 1-2%; wir geben aber auch gelegentlich Chlorpromazin, 12,5
bis 25 mg.

HAIDER: Vertiefung der Narkose ist klar, Dehydrobenzperidol,
nicht vergessen auf Relaxantien.

Ein spezielles Gebiet möchte ich erwähnen: wenn die Narkose so-
zusagen gewollt nicht so tief ist, z. B. in Akupunktur-Analgesie,
wo wir nur normal einleiten, relaxieren und sonst nur mit Lachgas-Sauerstoff fahren, lassen wir im Bypass gleichzeitig Natriumnitroprussid laufen.

KETTLER: Für uns sind eher die hypotonen Perfusionsphasen ein Problem und nicht die Hypertonie.

7.2. Zu niedriger Blutdruck im Bypass

ZINDLER: Was tolerieren Sie als untere Grenze des Mitteldrucks im Bypass bei Coronarpatienten, die ja auch woanders Arteriosklerose haben, z. B. im Gehirn?

HEMPELMANN: 50, auf keinen Fall unter 50.

HAIDER und GATTIKER: 70 - 80.

ZINDLER: Was machen Sie, um einen zu tiefen Druck zu erhöhen?

PATSCHKE: Bei ausreichendem "flow" geben wir in die Maschine fraktioniert Adrenalin.

HAIDER: Es gibt drei Möglichkeiten: entweder man gibt Volumen, um den "flow" erhöhen zu können, was wir eigentlich sofort durchführen, oder man gibt Katecholamine, beginnend von Ephedrin bis zu Adrenalin, oder - was ich z. B. bei KIRKLIN gesehen habe - negiert es vorderhand bis zu 10 min im Hinblick auf die Hypothermie und überlegt sich erst dann, was zu tun wäre.

ZINDLER: Wenn in den ersten 5 bis maximal 10 min der Druck trotz Erhöhung des Perfusionsvolumens sich nicht auf einer genügenden Höhe stabilisiert - in Abhängigkeit vom Alter und der Arteriosklerose etwa ein Mitteldruck von 70 - 80, bei Hypertonie etwas höher - würde ich sofort einen peripher wirkenden Vasopressor in die Maschine geben, z. B. Novadral; es genügen kleinste Dosen, 2 - 3 mg, evtl. wiederholt.

Wir wollen ja keine Herzwirkung, die ja im Bypass sinnlos ist und nur den Sauerstoffverbrauch des Myokards erhöht.

GATTIKER: Nach meiner Erfahrung gibt es Blutdruckabfälle während der Perfusion, die auch mit dem höchsten "flow" nicht zu beheben sind. Ein "flow" von 6 l nützt einem Patienten mit sklerotisch veränderten Coronar- und evtl. auch Cerebralgefäßen nichts, wenn der Perfusionsdruck zu tief ist. Wir geben dann auch Adrenalin in die Maschine, was mich persönlich nicht befriedigt, aber ich werde vom Chirurgen dazu gezwungen. Wahrscheinlich sind weder herzwirksame noch peripher wirkende Katecholamine in dieser Situation das Ideale. Erstere führen zu sinnloser Erhöhung des myokardialen Sauerstoffverbrauchs, letzere zur Anreicherung saurer Metaboliten, die später in die Zirkulation ausgeschwemmt werden. Vermeidung jeglicher Hypovolämie vor dem Bypass oder sofortige Volumennachgabe bei Beginn des Bypass halte ich eigentlich für das Richtige.

HAIDER: Aber kann man nicht sagen, daß die Gewebsperfusion ja genügend sein muß, wenn man einen "cardiac index" von 2,5 l/min/m^2 hat?

ZINDLER: Bei Patienten mit Coronarinsuffizienz muß aber für die Coronardurchblutung der Perfusionsdruck genügend hoch sein.

HAIDER: Wenn aber die Aorta abgeklemmt ist?

ZINDLER: Dann müssen wir an die Blutversorgung des Gehirns, evtl. auch der Niere denken. Wenn hier die Gefäße verkalkt sind, dann geht auch mit hohem "flow" bei zu tiefem Druck nicht genügend durch.

7.3. Veränderungen von Stoffwechselparametern und der Coronardurchblutung bei Hämodilutionsperfusion[+]

D. Regensburger, D. Kettler und H. Sonntag

Die Einführung der Hämodilutionsperfusion durch PANICO und NEPTUNE im Jahre 1959 (3) war ein großer Fortschritt für die offene Herzchirurgie. Sogar der völlige Verzicht auf Blut bei der Füllung der Herz-Lungen-Maschine wurde nicht nur gut vertragen, sondern brachte auch viele Vorteile gegenüber Perfusionen mit homologem Fremdblut. Als Perfusat haben sich Plasmaexpander, Glucose-Lösung und Elektrolyt- bzw. Ringer- oder Ringerlactat-Lösungen gut bewährt. Seit Oktober 1969 werden an unserer Klinik Hämodilutionsperfusionen unter Verwendung von Ringerlactat-Lösung mit 5% Glucose (Braun, Melsungen) durchgeführt, ohne daß hierdurch bedingte ernstere Komplikationen beobachtet werden konnten.

Ziel der vorliegenden Arbeit ist es, Veränderungen des Elektrolyt- und Säure-Basen-Haushaltes und des Glucose-Insulin-Stoffwechsels bei Anwendung derartiger Perfusionen zu untersuchen. Von besonderem Interesse erschienen uns jedoch Untersuchungen des Einflusses der Hämodilutionsperfusion auf die Coronardurchblutung, den myokardialen Sauerstoffverbrauch und die Hämodynamik des großen Kreislaufes und ein Vergleich dieser mit gleichartigen Untersuchungen unter reiner Blutperfusion, da bisher in der Literatur Befunde speziell zu dieser Fragestellung noch nicht vorliegen.

In einer ersten Untersuchungsgruppe haben wir bei 10 Patienten, deren angeborener acyanotischer Herzfehler unter Anwendung der Eigenblutverdünnungsperfusion korrigiert wurde und die bis zur Entlassung kein Fremdblut erhielten, die Serumelektrolytkonzentrationen und die Werte des Säure-Basen-Haushaltes von Operationsbeginn bis zum dritten postoperativen Tag bestimmt (Abb. 1, 2, 3, 5). Alle Patienten wurden mit einer Neuroleptanalgesie unter Muskelrelaxation (Pancuroniumbromid) und kontrollierter Beatmung (N_2O/O_2) anaesthesiert.

[+]Mit Unterstützung der Deutschen Forschungsgemeinschaft im Rahmen des SFB 89 - Kardiologie - Göttingen.

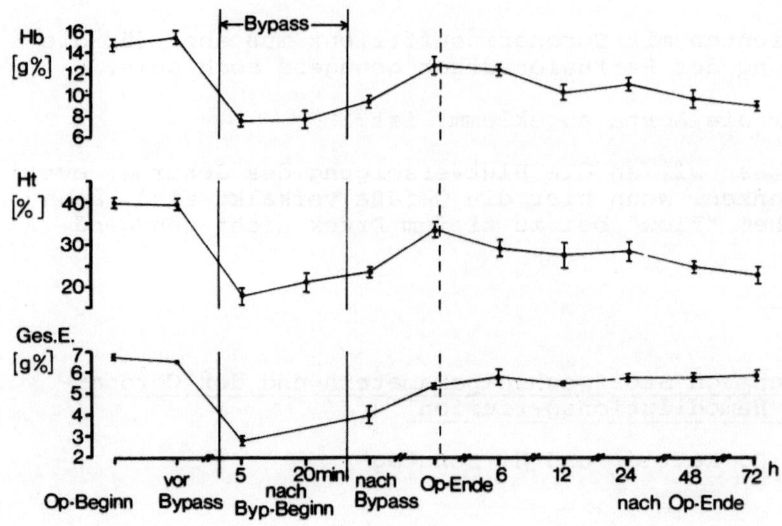

Abb. 1. Änderungen der Hämoglobinkonzentration, des Hämatokrits und der Konzentration des Gesamt-Eiweiß vor, während und nach Eigenblutverdünnungsperfusion. Mittelwerte und mittlere Fehler der Mittelwerte von 10 Patienten (Gruppe 1)

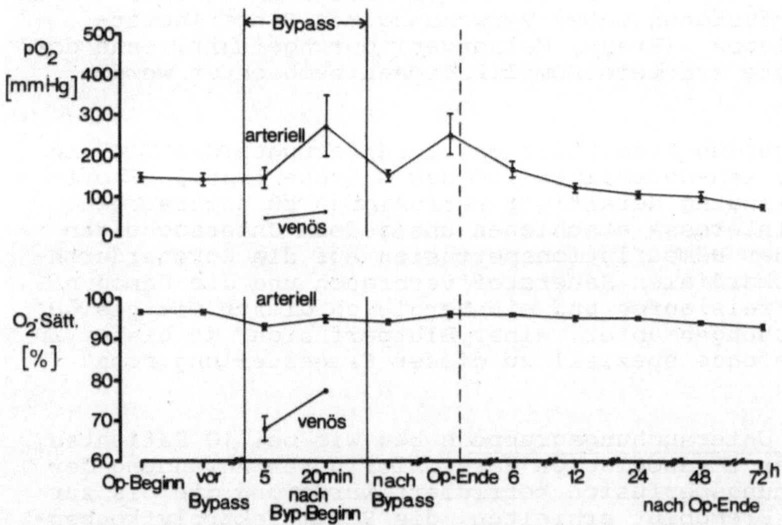

Abb. 2. Arterielle O_2-Sättigung und arterieller pO_2 vor, während und nach Eigenblutverdünnungsperfusion. O_2-Sättigung und pO_2 des venösen Mischblutes während der Perfusion. Mittelwerte und mittlere Fehler der Mittelwerte von 10 Patienten (Gruppe 1)

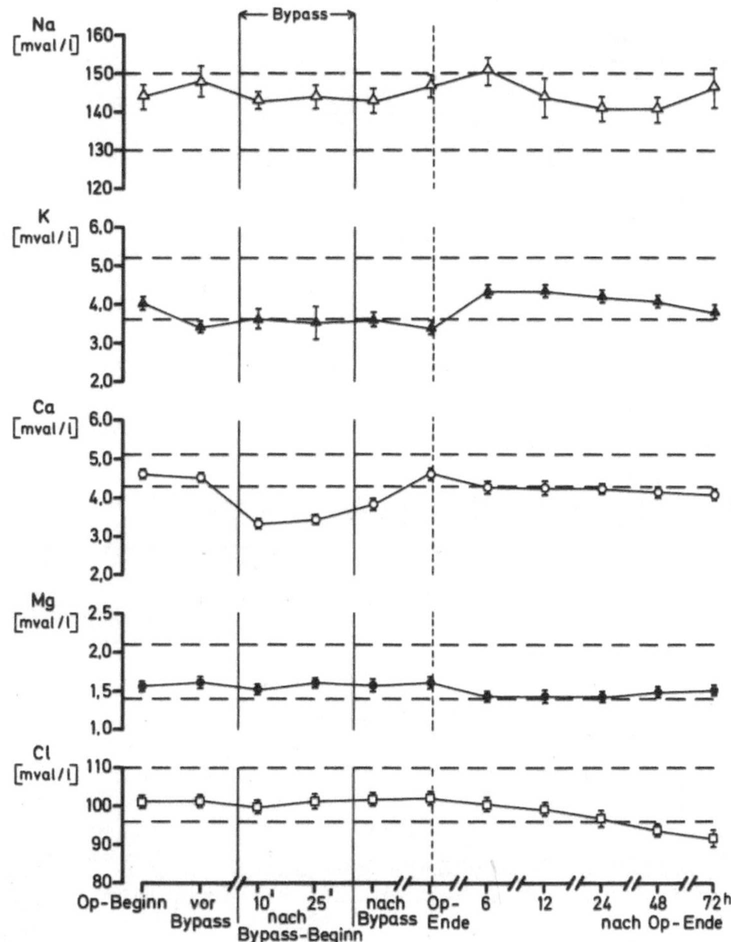

Abb. 3. Änderungen der Na-, K-, Ca-, Mg- und Cl-Konzentrationen im Serum vor, während und nach Eigenblutverdünnungsperfusion. Mittelwerte und mittlere Fehler der Mittelwerte von 10 Patienten (Gruppe 1). Der Bereich zwischen den gestrichelten horizontalen Linien gibt die normale Variationsbreite wieder

Als Folge der Hämodilution zeigte sich nach Bypass-Beginn ein signifikanter Abfall der Hämoglobin-Konzentrationen von 14,4 ± 0,5 g% auf 7,2 ± 0,5 g%, der Hämatokritwerte von 39,7 ± 1,4% auf 18,1 ± 1,9% und der Konzentrationen des Gesamt-Eiweiß von 6,7 ± 0,1 g% auf 2,8 ± 0,2 g%. Nach vorübergehendem Anstieg von Hb, Ht und Ges. E. bei Operations-Ende bis nahe an die Ausgangswerte fielen Hb und Ht, bedingt durch die Bluttraumatisierung während des Bypasses, erneut in der postoperativen Phase leicht ab, während die Konzentrationen des Ges. E. sich weiter normalisierten. Die Natrium-, Magnesium- und Chlorid-Spiegel blieben während des gesamten Untersuchungszeitraumes im Normbereich. Der Abfall der Kalium-Konzentrationen nach Bypass-Beginn auf deutlich unternormale Werte von 3,38 ± 0,11 mval/l war vermutlich durch

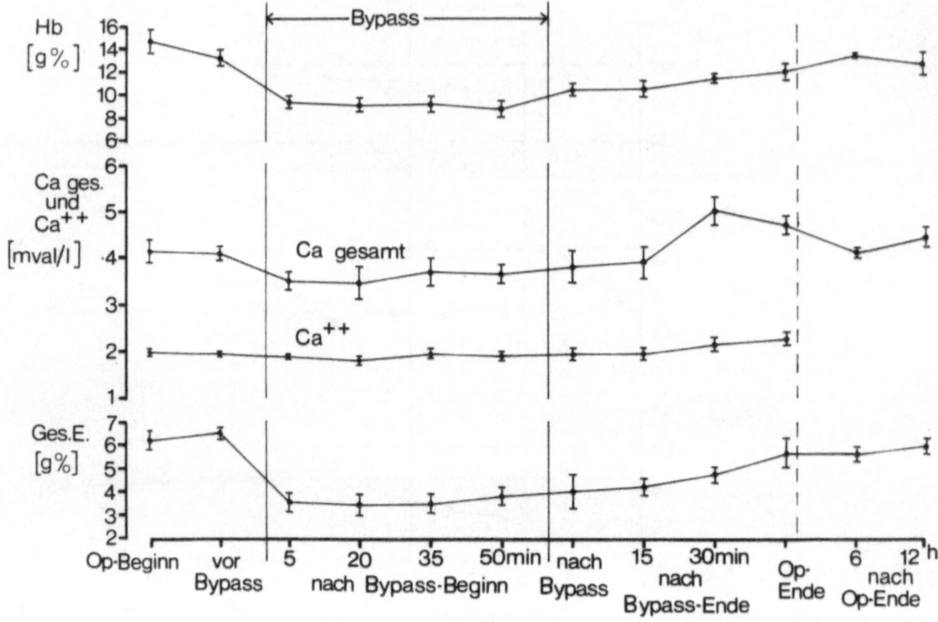

Abb. 4. Änderungen der Konzentrationen von Hämoglobin, Gesamt-Eiweiß, Gesamt-Calcium und ionisiertem Calcium (Ca++) vor, während und nach Hämodilutionsperfusion. Mittelwerte und mittlere Fehler der Mittelwerte von 8 Patienten (Gruppe 2)

die starke Hyperglykämie und durch intra- und extracelluläre Verschiebung von K^+-Ionen und H^+-Ionen mit vermehrter renaler Ausscheidung von K^+-Ionen bedingt. Am auffälligsten war der starke Abfall der Calcium-Konzentrationen von einem Ausgangswert von 4,57 ± 0,06 mval/l während des Bypasses auf 3,31 ± 0,06 mval/l. Dieser Befund ist jedoch insofern als günstig anzusehen, als der myokardiale Sauerstoffverbrauch Ca^{++}-Ionen-abhängig ist und das Myokard so vor einer möglichen Sauerstoffschuld während der Unterbrechung der Coronarperfusion geschützt werden kann.

Bei 8 weiteren Patienten (Gruppe 2) haben wir zusätzlich die Konzentrationen des ionisierten Calciums gemessen und konnten zeigen, daß der Abfall des Calcium-Spiegels vorwiegend durch Abnahme des an Proteine gebundenen Anteils, durch die hämodilutionsbedingte Erniedrigung des Gesamt-Eiweiß, erfolgte und nur zum geringeren Teil durch Abnahme des ionisierten Calciums (Abb. 4).

Bei Operationsbeginn und während des Bypasses bestand eine leichte metabolische Acidose, die respiratorisch weitgehend kompensiert war. Erst nach Bypass-Ende kam es zu einer Erniedrigung des aktuellen pH, jedoch trat im weiteren postoperativen Verlauf durch therapeutische Maßnahmen eine Normalisierung der Säure-Basen-Verhältnisse ein.

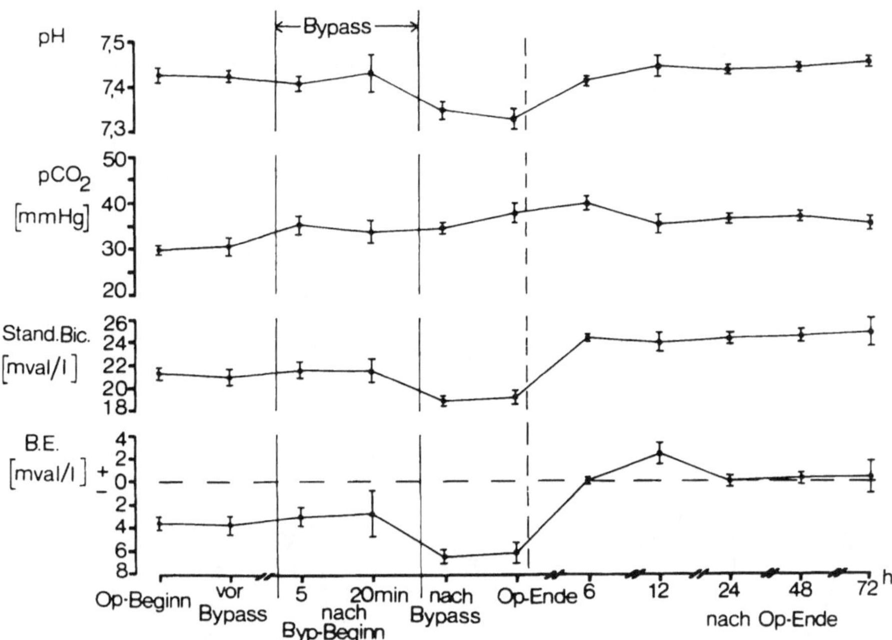

Abb. 5. Änderungen von pH, pO₂, Standardbicarbonat und Base Excess im Serum vor, während und nach Eigenblutverdünnungsperfusion. Mittelwerte und mittlere Fehler der Mittelwerte von 10 Patienten (Gruppe 1)

Eine normale arterielle Sauerstoffsättigung während des gesamten Untersuchungsablaufes und eine hohe venöse Sauerstoffsättigung während des Bypasses bestätigten, daß trotz der Hämodilution immer eine ausreichende Gewebeperfusion vorhanden war.

In einer dritten Gruppe von 12 Patienten, bei denen zur Korrektur eines angeborenen oder erworbenen Herzfehlers eine Hämodilutionsperfusion mit einer Verdünnung von ca. 30 ml/kg durchgeführt wurde, haben wir Bestimmungen der Konzentrationen von Glucose, Insulin und freien Fettsäuren vorgenommen (Abb. 6).

Bei diesen Patienten kam es ebenfalls zur Hämoglobinerniedrigung als Folge der Hämodilution. Die extreme Blutzuckererhöhung von einem Ausgangswert von 116 + 11 mg% auf 933 + 82 mg% bei Bypass-Beginn war zu erwarten. Die schon von Operationsbeginn an mit 2,36 + 0,38 mval/l erhöhten freien Fettsäuren sind ein auffälliger Befund. Ein Insulin-Anstieg war trotz dieser Blutzucker-Erhöhung nicht erfolgt, da der Operationsstreß und die extracorporale Zirkulation eine starke Katecholaminfreisetzung bewirken (2) und hierdurch die Insulin-Sekretion gehemmt wurde. Einen Hinweis auf die erhöhten Katecholamine geben die stark erhöhten freien Fettsäuren. Zusätzliche Faktoren für die Insulinsekretionshemmung sind möglicherweise eine Hypocalcämie während des Bypasses (5) und die maximale Glucose-Konzentration (7). Erst bei Operationsende erfolgte ein signifikanter Insu-

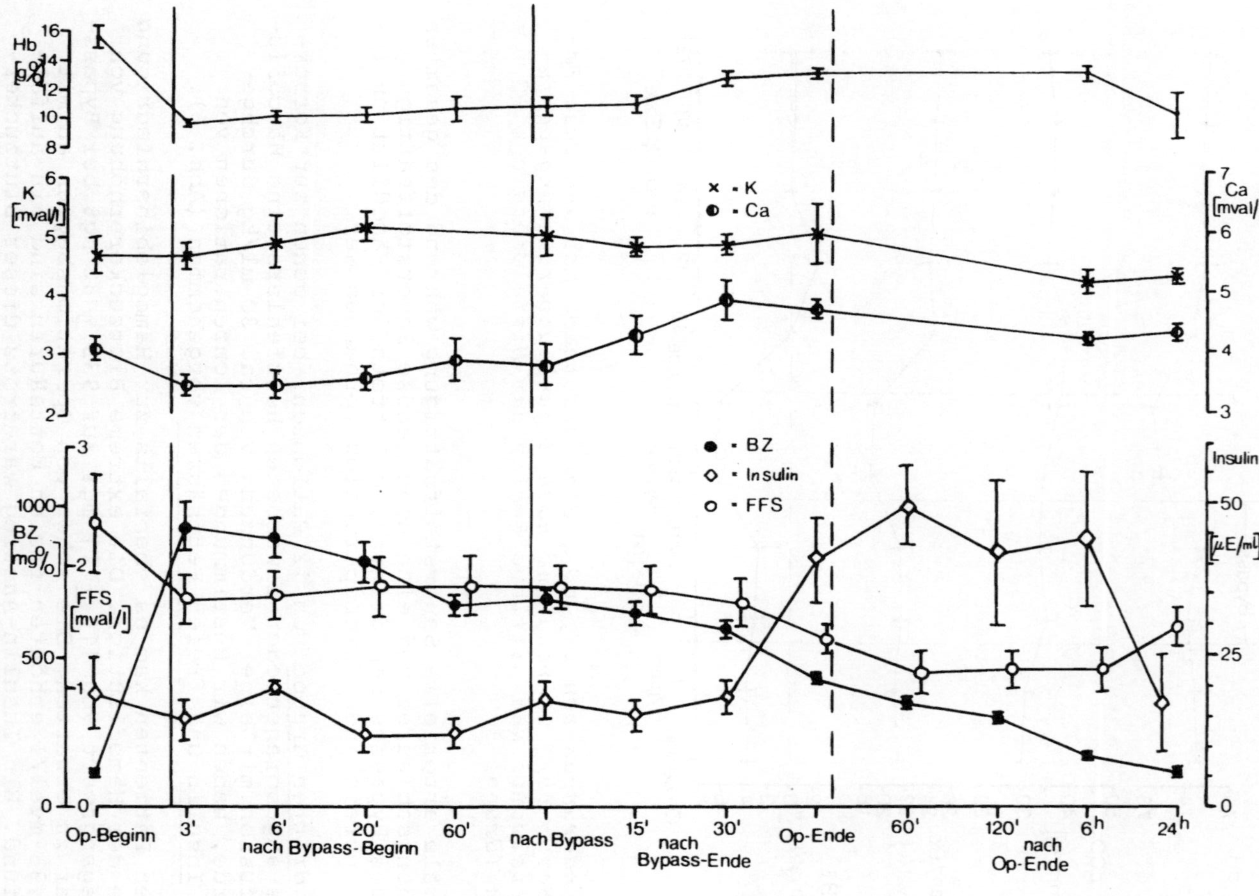

Abb. 6. Änderungen der Konzentrationen von Hämoglobin, Kalium, Calcium, Glucose, Insulin und freien Fettsäuren vor, während und nach Hämodilutionsperfusion. Mittelwerte und mittlere Fehler der Mittelwerte von 12 Patienten (Gruppe 3)

lin-Anstieg auf 41 $\pm$ 7,0 µE/ml bei gleichzeitigem Abfall der
freien Fettsäuren, nachdem schon vorher eine Normalisierung des
Calcium-Spiegels eingetreten war. Einen Abfall der Kalium-Konzentrationen konnten wir bei diesen Patienten nicht nachweisen,
da schon vor und auch während des Bypasses ausreichend KCl sub-
stituiert wurde. Die Säure-Basen-Verhältnisse und die Werte der
übrigen Elektrolyte zeigten gleiche Veränderungen wie bei der
ersten Patientengruppe.

Den Einfluß einer Hämodilutions- bzw. einer Blutperfusion auf
die Coronardurchblutung, den myokardialen O_2-Verbrauch und auf
verschiedene hämodynamische Parameter haben wir an zwei vergleichbaren Patientengruppen mit leichten, kongenitalen, acyano-
tischen Herzfehlern ohne Hinweis auf einen Myokardschaden untersucht. Die vierte Patientengruppe (Hämodilutionsperfusion) setzte
sich aus 13 Patienten mit einem Durchschnittsalter von 13 Jahren
zusammen (Abb. 7 und 8), die fünfte Gruppe (Blutperfusion) betraf
10 Patienten mit einem Durchschnittsalter von 8 Jahren (Abb. 9
und 10).

Die Messung der Coronardurchblutung erfolgte mit der Argon-Fremdgasmethode (1, 4, 6).

Bei einem hämodilutionsbedingten Hämoglobinabfall von 4,6 g% erfolgte bei der vierten Patientengruppe ein Anstieg des Herzindex
um 8% und eine Zunahme der Coronardurchblutung um über 100% des
Ausgangswertes mit gleichzeitiger Abnahme des coronaren Widerstandes durch autoregulative Coronardilatation und Viscositäts-
abnahme des Blutes.

Trotz eines Anstiegs der coronarvenösen O_2-Sättigung und einer
deutlichen Abnahme der AVD O_2 war der myokardiale Sauerstoffverbrauch erhöht. Im Gegensatz hierzu zeigten die Patienten
der Blutperfusionsgruppe (Gruppe 5) keine Änderung der Coronardurchblutung, des coronaren Widerstandes, jedoch eine Abnahme
des myokardialen Sauerstoffverbrauches. Der Herzindex fiel bei
diesen Patienten um ca. 16%.

Persantin führte bei dieser Patientengruppe zu gleichartigen
Veränderungen der Coronardurchblutung, wie die Hämodilutionsperfusion bei der vierten Patientengruppe.

Zusammenfassend läßt sich aus den vorliegenden Befunden unserer Untersuchungen schließen, daß die von uns angewandte Art
der Perfusion, auch als Hochverdünnungsperfusion bis zu 50 ml/
kg, wegen der geringen Verschiebungen im Elektrolytstoffwechsel
und im Säure-Basen-Haushalt unbedenklich angewandt werden kann,
wenn gewisse Kontraindikationen bei coronargeschädigten Patienten beachtet werden.

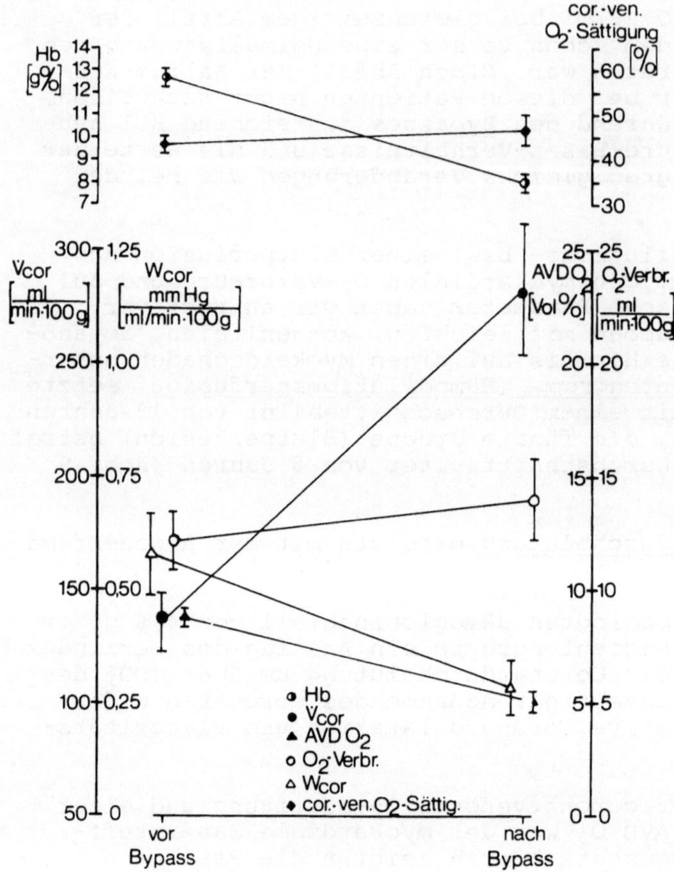

Abb. 7. Verhalten von Hämoglobin, coronarvenöser O_2-Sättigung, Coronardurchblutung ($\dot{V}_{cor}$), coronarem Widerstand (W_{cor}), myokardialem O_2-Verbrauch und AVD O_2 des Coronarblutes vor und nach Hämodilutionsperfusion. Mittelwerte und mittlere Fehler der Mittelwerte von 13 Patienten (Gruppe 4)

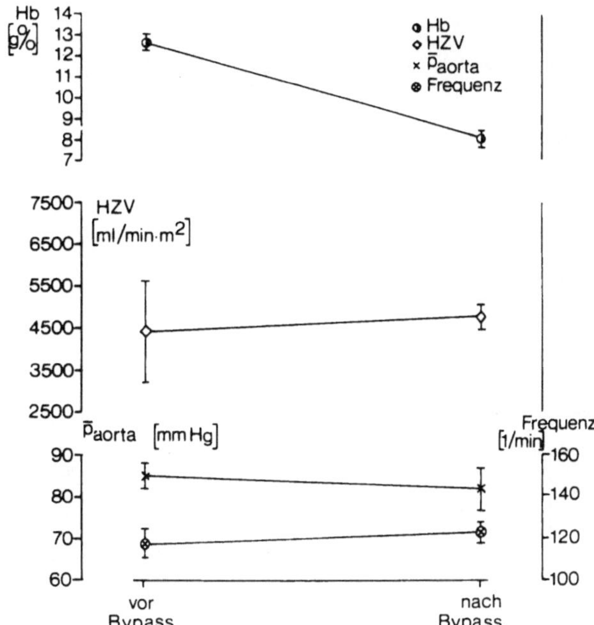

Abb. 8. Verhalten von Hämoglobin, Herzzeitvolumen, mittlerem Aortendruck und Herzfrequenz vor und nach Hämodilutionsperfusion. Mittelwerte und mittlere Fehler der Mittelwerte von 13 Patienten (Gruppe 4). Das HZV war nur von 4 Patienten verwertbar

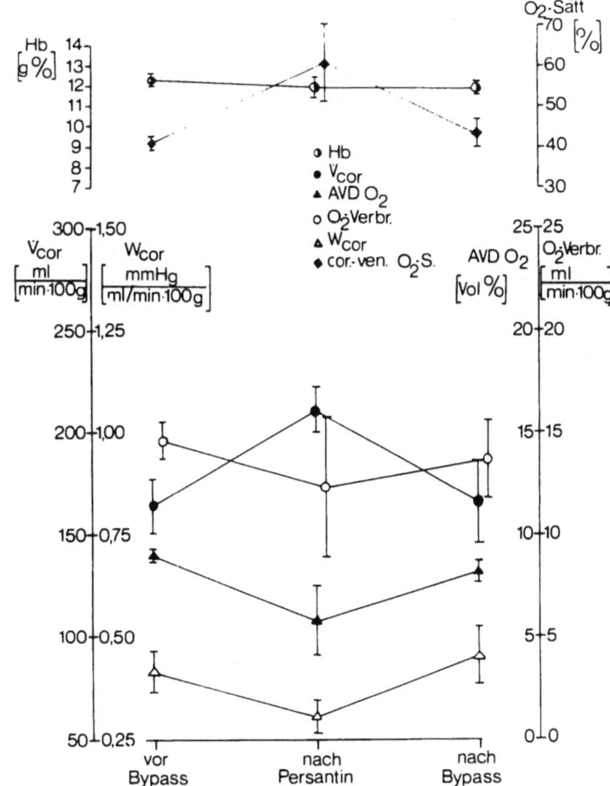

Abb. 9. Verhalten von Hämoglobin, coronarvenöser O₂-Sättigung, Coronardurchblutung (V̇_cor), coronarem Widerstand (W_cor), myokardialem O₂-Verbrauch und AVD O₂ des Coronarblutes vor Perfusion, nach i.v. Injektion von 0,4 mg/kg Persantin (vor der Perfusion, n=5) und nach Blutperfusion. Mittelwerte und mittlere Fehler der Mittelwerte von 10 Patienten (Gruppe 5)

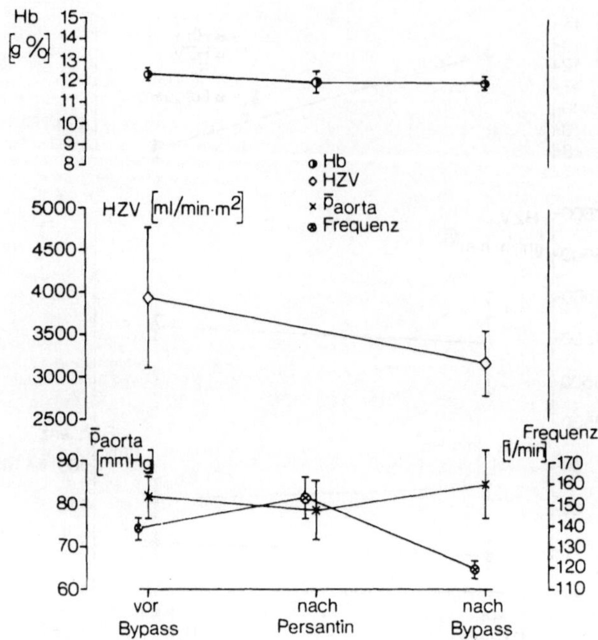

Abb. 10. Verhalten von Hämoglobin, Herzzeitvolumen, mittlerem Aortendruck und Herzfrequenz vor Perfusion, nach i.v. Injektion von 0,4 mg/kg Persantin (vor der Perfusion, n = 5) und nach Blutperfusion. Mittelwerte und mittlere Fehler der Mittelwerte bei 10 Patienten (Gruppe 5). Das HZV war nur von 4 Patienten verwertbar

Literatur

1. BRETSCHNEIDER, H. J., COTT, L., HILGERT, G., PROBST, R., RAU, G.: Gaschromatographische Trennung und Analyse von Argon als Basis einer neuen Fremdgasmethode zur Durchblutungsmessung von Organen. Verh. dtsch. Ges. Kreisl.Forsch. <u>32</u>, 267 (1966)
2. COOPER, T., JELLINEK, M., WILLMAN, V. L., GANTNER, G. A., HANLON, C. R.: Biochemical studies of myocardium and blood during extracorporeal circulation in man. Circulation <u>31</u> + <u>32</u>, Suppl. I, 144 (1965)
3. PANICO, F. G., NEPTUNE, W. B.: A mechanism to eliminate the donor blood prime from the pump-oxygenator. Surg. Forum <u>10</u>, 605 (1960)
4. RAU, G.: Messung der Koronardurchblutung mit der Argon-Fremdgasmethode. Arch. Kreisl.Forsch. <u>58</u>, 322 (1969)
5. STREMMEL, W., SCHLOSSER, V., KOEHNLEIN, H. E.: Effect of open-heart surgery with hemodilution perfusion upon insulin secretion. J. Thorac. Cardiovasc. Surg. <u>64</u>, 263 (1972)
6. TAUCHERT, M., HEISS, H., PROBST, R., BRETSCHNEIDER, H. J.: Extraktionskammer mit Dosierhahn für die gaschromatographische Bestimmung des Gasgehaltes von Blut und wässrigen Lösungen. Z. Kreisl.Forsch. <u>60</u>, 836 (1971)
7. TELIB, M.: Vergleichende Untersuchungen über den Einfluß von Monosacchariden und Hormonen auf die Insulinsekretion des isolierten Pankresgewebes einiger Säugetiere und des Frosches. Z. exp. Med. <u>147</u>, 316 (1968)

<u>HAIDER:</u> Darf ich eine Frage stellen: Woher kommen diese giganti-
schen freien Fettsäurespiegel knapp unter 3 präoperativ?

<u>KETTLER:</u> Es könnte eine ungenügende Narkosetiefe und Analgesie
sein. Dazu möchte ich erwähnen, daß wir in der Phase der Messung
100% Sauerstoff geben, weil Lachgas bei der Messung der Coronardurchblutung mit Argon die Gaschromatographie stört. Die Fenta-
nyl-Dosis wird zwar erhöht, aber möglicherweise ist das doch
nicht genug, um den Lachgasausfall voll zu kompensieren. Die
hohen Fettsäurespiegel können so wohl am ehesten durch eine
sympatho-adrenergische Stimulation zu erklären sein.

7.4. Low output beim Abgehen vom Bypass

<u>ZINDLER:</u> Wir wollen noch ein wichtiges Problem besprechen: die
zu geringe Herzleistung, zu geringer Blutdruck beim Abgehen vom
Bypass. Das ist ja oft die kritischste Periode.

<u>CORSSEN:</u> Wir sind beim Abgehen vom extracorporalen Kreislauf
mit Zeichen unzureichender Herzleistung vornehmlich auf den Druck
im linken Vorhof und dessen Relation zum "cardiac index" und zum
Arteriendruck angewiesen.

Im wesentlichen herrschen dieselben Prinzipien vor, wie wir sie
gestern diskutiert haben (Abb. 1).

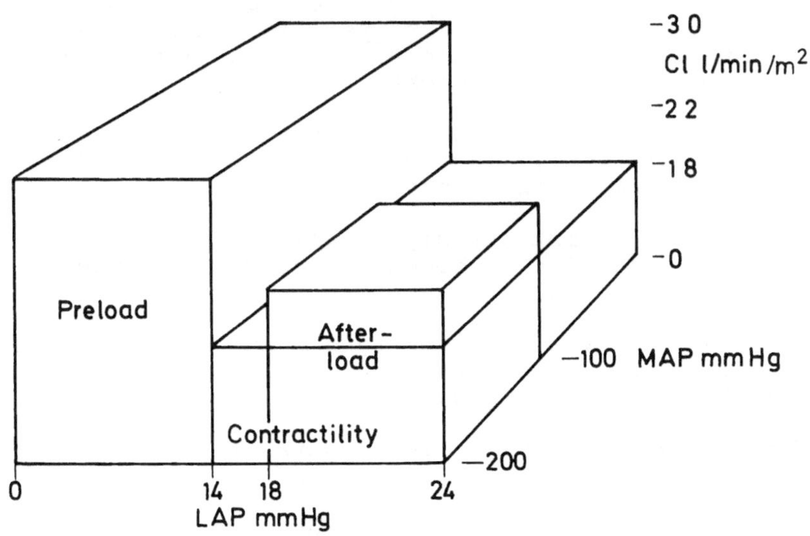

*Abb. 1. Grenzwerte zur Indikation von Therapiemaßnahmen bei Low
Cardiac output; LAP Druck im linken Vorhof, MAP Mitteldruck Aorta, CI Herzindex*

Drei Situationen sind zu unterscheiden:
1. wenn der Druck im linken Vorhof unter 14 mmHg liegt und der "cardiac index" weniger als 3 l/min/m^2 beträgt, wird transfundiert, um das Schlagvolumen und die "preload" zu erhöhen.

ZINDLER: Bis zu welchem linken Vorhofdruck, 25 mmHg? Natürlich nur, solange der arterielle Druck noch zu tief ist.

CORSSEN: Das hängt entscheidend von der Compliance des linken Ventrikels ab. Der maximale Druck im linken Vorhof, den wir im allgemeinen nicht überschreiten, ist 16 mmHg; wir gehen aber auch manchmal bis zu 20 mmHg.

HAIDER: Bis 17 mmHg.

HEMPELMANN: Beim Abgang vom Bypass gehen wir mit Sicherheit höher, mindestens bis 25 mmHg, aber immer nur in Abhängigkeit vom arteriellen Druck.

HAIDER: Maximal 25 mmHg.

CORSSEN: Nun zur 2. Situation:
Der Druck im linken Vorhof überschreitet 14 mmHg und der "cardiac index" beträgt weniger als 1,8; die Kontraktilität des Herzmuskels wird durch Adrenalin und Isoproterenol im Tropf gesteigert und damit auch das Schlagvolumen und Herzzeitvolumen erhöht.
Und nun zur 3. Situation:
Wenn der Druck im linken Vorhof größer als 18 mmHg ist, der "cardiac index" weniger als 2,2 beträgt und der mittlere arterielle Druck 100 mmHg überschreitet, wird die "afterload" reduziert und damit das Schlagvolumen erhöht. Das wird durch Nitroprussidnatrium oder Arfonad erreicht.

ZINDLER: Schon beim Übergang vom totalen auf den partiellen Bypass gibt der systolische Druck und die Blutdruckamplitude einen Hinweis auf die Herzleistung.

Nach Bypass-Ende ist ständig der linke Vorhofdruck zu beobachten; geht er zu hoch, ist es besser, wieder dem Herzen im partiellen Bypass Zeit zur Erholung zu geben.

Vor einem neuen Versuch, den Bypass zu beenden, geben wir mit Perfusor bei zu langsamer Frequenz Alupent, bei hoher Frequenz früher Adrenalin, jetzt Dopamin.

Selbstverständlich soll alles andere, wie Säure-Basen-Haushalt, Kalium, Calcium, PaO$_2$, optimal sein.

Oft wirkt Strophantin günstig. Früher war Glucogen 6 mg das letzte Wundermittel; heute geben wir bei zu hohem linken Vorhofdruck bei hohem arteriellen Druck Natriumnitroprussid 20-60 µg/min und konnten damit vom Bypass abkommen und so eine intraaortale Gegenpulsation vermeiden.

Ich möchte noch erwähnen, daß die Kombination von Natriumnitroprussid und Dopamin durchaus sinnvoll sein kann, da beide Mittel das Schlagvolumen und das Herzzeitvolumen erhöhen; Natriumnitroprussid durch Senkung des peripheren Herzwiderstandes und Dopamin durch seine positiv-inotrope Wirkung.

Die <u>intraaortale Gegenpulsation</u>, die entscheidend helfen kann, wenn es nicht möglich ist, vom Bypass abzukommen, wird im folgenden Kolloquium besprochen.

8. Der Perioperative Infarkt bei coronarchirurgischen Patienten und seine möglichen Ursachen

R. Gattiker

Die Häufigkeit des perioperativen Infarktes wird in der Literatur mit 6 - 35% sehr unterschiedlich angegeben. Wie eine an unserer Klinik durchgeführte Studie von ANGEHRN u. Mitarb. (1) zeigt, machten von 171 diesbezüglich ausgewerteten Patienten, die an der Chirurgischen Universitätsklinik A in Zürich (Prof. Dr. Å. SENNING) zur Anlage von 1 - 3 aorto-coronarer Bypasse operiert worden sind, 15 einen intra- oder frühpostoperativen Myokardinfarkt durch, was einer Häufigkeit von 8,8% entspricht. 13 dieser Patienten haben überlebt, während 2 unmittelbar im Anschluß an das akute Infarktereignis verstorben sind. Die Gesamt-Hospitalisationsletalität dieser 171 Patienten beträgt 7%. Die Infarktdiagnose wurde anhand frühpostoperativer EKG-Untersuchungen oder bei der Sektion gestellt.

Bei der Abklärung der ursächlichen Faktoren für den Infarkt fanden die Autoren weder eine Abhängigkeit vom Alter der Patienten noch von der Zahl der angelegten Grafts, noch von der Dauer des extracorporalen Kreislaufs. Auch das Vorliegen eines präoperativ durchgemachten Infarktes spielte angeblich keine Rolle.

Da arterielle Blutdruckabfälle und Low-output-Zustände, wie sie während und nach Herzoperationen relativ häufig vorkommen, bei Patienten mit coronaren Durchblutungsstörungen möglicherweise zu Unterperfusion und Ischämie von hinter Stenosen liegenden Myokardbezirken führen können, haben wir nachträglich die Anaesthesie- und postoperativen Überwachungsprotokolle dieser 15 Patienten in Bezug auf solche Vorkommnisse durchgeschaut.

Diese Analyse ergab folgende Befunde:
1. In 10 Fällen war das <u>Infarktereignis klinisch nicht manifest,</u> der postoperative Verlauf war unauffällig.

Bei 3 Patienten dieser Gruppe kam es bei der Anaesthesieeinleitung und vor der extracorporalen Perfusion in einem Fall zu einem 5minütigen massiven Blutdruckabfall von 40 mmHg systolisch, im zweiten zu mehreren Episoden von Blutdruckabfällen zwischen 50 und 70 mmHg systolisch und im dritten Fall zu einer 30minütigen Phase von Low output mit einem arteriellen Druck von 75 mmHg systolisch, der leider zu wenig Bedeutung zugemessen wurde.
4 Patienten hatten Perioden niedriger arterieller Mitteldrucke während der extracorporalen Perfusion, von 50 mmHg und darunter. Ein Patient zeigte eine, zwar reversible, Ischämie im EKG während der Anlage des Neo-Ostiums in der Aorta. Bei ihm war mit der tangentiell angesetzten Aortenklemme die rechte Coronararterie miterfaßt worden. In einem Fall bestand unmittelbar postoperativ eine längere unstabile Kreislaufphase, die auf Hypo-

volämie infolge Blutung beruhte. Nur in einem einzigen Fall dieser Gruppe konnte nichts gefunden werden, das einen Myokardinfarkt hätte begünstigen können.

2. Bei den restlichen 5 Patienten war das <u>Infarktereignis klinisch manifest.</u>

Bei einem Patienten aus dieser Gruppe wurde der Infarkt bereits nach der extracorporalen Zirkulation im EKG festgestellt. Trotz hohem Flow lag sein mittlerer arterieller Perfusionsdruck zwischen 40 und 55 mmHg. Der Patient erholte sich gut und zeigte im weiteren einen unauffälligen postoperativen Verlauf. 4 Patienten dieser Gruppe zeigten postoperativ ein dramatisches Infarktereignis, davon 3 am 3., einer am 10. postoperativen Tag. 2 Patienten sind im Ereignis, resp. kurz danach gestorben, einer geriet ins Kammerflimmern, konnte jedoch erfolgreich reanimiert werden. Auch der letzte in dieser Gruppe erlitt einen schweren Infarkt und erholte sich nur protrahiert bei 10tägiger Beatmung. Beim einen der zwei am Infarkt verstorbenen Patienten ging dem Ereignis eine leider zu wenig beachtete längere hypotone Phase nach Absetzen der Adrenalin/Orciprenalin-Infusion voraus. Alle 5 Patienten dieser Gruppe mit manifestem Infarktereignis machten bereits intraoperativ entweder vor oder während der extracorporalen Perfusion 15 - 30minütige Low-output-Phasen mit mehr oder weniger ausgeprägter Hypotonie durch.

<u>Schlußfolgerung</u>: Episoden intra- oder postoperativer Blutdruckabfälle und niedrige arterielle Mitteldrucke trotz hohem Flow während der extracorporalen Perfusion konnten bei 13 von 15 coronarchirurgischen Patienten mit perioperativem Infarkt ermittelt werden.

Der ursächliche Zusammenhang dieser Episoden und dem Infarkt ist nicht bewiesen, jedoch durchaus möglich. Es ist deshalb bei coronarchirurgischen Patienten ganz besonders darauf zu achten, daß ernstere Blutdruckabfälle in jeder intra- oder postoperativen Phase vermieden werden können. Die Anaesthesie mit Halothan oder Methoxyfluran, wie sie in den hier beschriebenen Fällen noch zur Anwendung kam, wurde von uns zugunsten einer mittel- bis hochdosierten Fentanylanaesthesie verlassen.

Mit dieser Methode beobachten wir insbesondere während der Perfusion im extracorporalen Kreislauf regelmäßig höhere arterielle Mitteldrucke von 70 - 80 mmHg ohne Katecholaminbeigabe. Auch die Kreislaufstabilität vor dem Bypass ist besser als unter den Inhalationsanaesthetica. Zur Verhinderung postperfusioneller Low-output-Phasen wird schon gegen Ende des Herz-Lungen-Bypass eine Dopamininfusion mittels Infusionspumpe intravenös angeschlossen. Die Dosierung beträgt je nach Bedarf 125 - 500 mcg/min. Diese Infusion wird auch während des Transports auf die Wachstation nicht unterbrochen, sondern mittels netzunabhängigen Akkumulatorbetriebs kontinuierlich weiter verabreicht. Dopamin wird erst abgesetzt, wenn die Kreislaufverhältnisse stabil geworden sind. In der angegebenen Dosierung hat es eine leichte blutdrucksteigernde Wirkung, erhöht das Herzzeitvolumen ohne wesentliche Herzfrequenzsteigerung und fördert die Diurese.

Bei gegebener Indikation verwenden wir es auch in Kombination
mit Orciprenalin oder Adrenalin.

<u>Literatur</u>

1. ANGEHRN, W., LICHTLEN, P., GATTIKER, K., SCHÖNBECK, M., SENNING, Å.:
   Die intra- und frühpostoperative Infarkthäufigkeit bei der aortokoronaren
   Bypassoperation, beurteilt anhand des EKG. Schweiz. med. Wschr. <u>104</u>, 1581
   (1974)

ZINDLER: Das ist eine sehr interessante Mitteilung. Die wohl
nicht zu entscheidende Frage ist, ob nicht primär ein Infarkt
die Ursache für die beobachteten Blutdruckabfälle war.

Auf jeden Fall muß aber bei diesen Patienten jeder hochgradige
Blutdruckabfall möglichst schnell behoben werden, um den Infarkt-
bereich möglichst klein zu halten und weitere Folgen der Mangel-
durchblutung zu verhindern.

Die letzte Bemerkung über die Behandlung während des Transportes
leitet zum nächsten Kapitel über.

9. Überwachung während des Transportes zur Intensivstation

Das Ergebnis einer Rundfrage wird in Tabelle 1 zusammengefaßt:

Tabelle 1. Überwachung beim Transport zur Intensivstation

	EKG	arterieller Druck	Fortsetzung i.v. Katecholamine etc.
PATSCHKE, Berlin	–	Datascope geplant	bei Bedarf Tropf-infusion
HAIDER, Wien	Visikard	–	Tropfinfusion (Alupent, Lidocain)
GATTIKER, Zürich	–	Luftblase in art. Leitung, Finger auf A. carotis	Perfusor mit elektrischem Akku-Antrieb
HEMPELMANN, Hannover	Visikard	Luftblase im arteriellen Druckschlauch oder mit Blutdruckmanometer direkt	Transfusion fortsetzen oder begleitender Arzt nimmt Spritzen mit
CORSSEN, Birmingham/Ala/USA	Tektronix	in allen Fällen systol., diastol. und Mitteldruck	bei Bedarf
KETTLER, Göttingen	Datascope	bei Bedarf arterieller Druck	bei Bedarf
DEHNEN, Düsseldorf	Tektronix, Datascope	bei Bedarf	selten, Tropfinfusion

III. Fortschritte in der Prophylaxe und Therapie des
Herzversagens nach Herzoperationen in extracorporaler
Zirkulation

Kolloquium

<u>Leitung</u>: R. Purschke, Düsseldorf

<u>Teilnehmer</u>: R. Gattiker, Zürich
           W. Haider, Wien
           D. Kettler, Göttingen
           H. Lennartz, Düsseldorf
           P. Spiller, Düsseldorf

E INLEITUNG

R. Purschke

Fortschritte in der Behandlung schwer coronar geschädigter Patienten sind nur durch eine interdisziplinäre Zusammenarbeit
von Kardiologen und Kardiochirurgen, von Anaesthesisten und Bio-
chemikern zu erwarten.

Ziel einer solchen Zusammenarbeit ist einmal, die präoperative
Verbesserung der kardialen Funktion und des Herz-Stoffwechsels,
speziell im Hinblick auf den chirurgischen Eingriff mit extracorporaler Zirkulation, der für das ohnehin geschädigte Herz
ein besonderes Trauma darstellen muß, sowie die Erweiterung der
therapeutischen Möglichkeiten beim intra- und postoperativen
Herzversagen.

Das folgende Kolloquium wird sich mit Themen befassen, die diese interdisziplinäre Zusammenarbeit eindrucksvoll dokumentieren.

W. Haider

Die Periode der extracorporalen Zirkulation ist durchaus einer
Streßsituation vergleichbar. Dafür sprechen verschiedene Befunde:
1. kommt es zu einer Insulinsuppression, worauf mehrere Autoren
   hingewiesen haben (1, 9, 11);
2. besteht eine Steigerung des Katecholaminspiegels (13, 18);
3. findet sich eine Erhöhung des Spiegels der freien Fettsäuren
   (12, 21);
4. die Gerinnungsstörungen und die naturgemäß bei Aortenklemmung
   auftretende Hypoxie seien nur am Rande erwähnt.

Die Erhöhung des freien Fettsäurespiegels kann man sich so vor-
stellen, wie sie in Abb. 1 skizzenmäßig dargestellt ist:

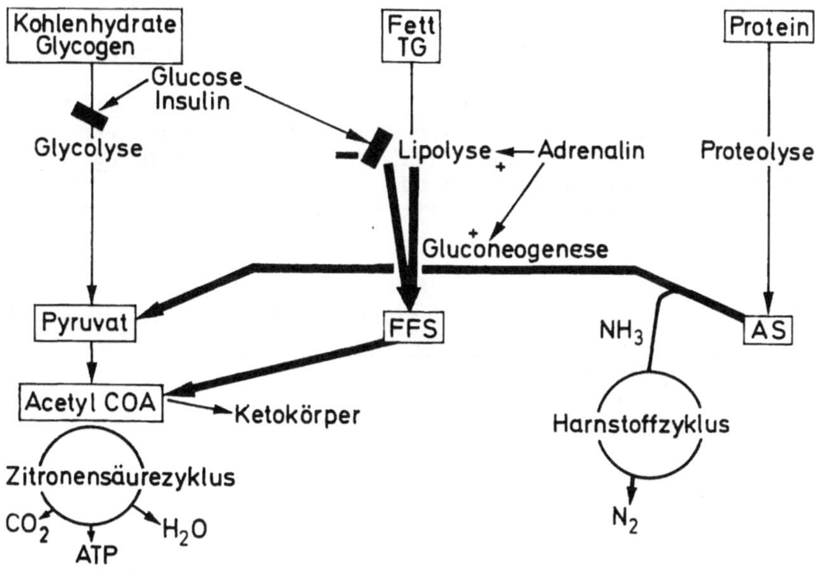

Abb. 1. Stoffwechsel im Streß

Einerseits bedingt die im Streß auftretende Glucoseverwertungs-
störung mit Insulinsuppression durch Wegfall der antilipolyti-
schen Wirkung des Insulins im Fettgewebe eine Steigerung der
Lipolyse, und andererseits führen die streßbedingt ausgeschüt-
teten Katecholamine ebenfalls zu einer Steigerung der Lipolyse.
Die freien Fettsäuren sind in dieser Situation zwar als kompen-
satorische Energiequelle von großer Bedeutung, bringen jedoch

einige einschneidende Nachteile mit sich:
1. entsteht dem Organismus für die Verbrennung der Fettsäuren
aufgrund des erhöhten Sauerstoffverbrauches ein erhöhter Sauerstoffbedarf, der in einer Grenzsituation durchaus zu einem Sau-
erstoffdefizit führen kann.
2. Wenn durch ein Überangebot an Fettsäuren das Einfließen in
den Zitronensäurecyclus gestört ist, kommt es zu einer Acidose
auf der Basis einer Häufung von Ketokörpern.
3. Es entstehen funktionelle und Organschädigungen vor allem an
Herz und Lunge, aber auch an den übrigen parenchymatösen Organen wie Leber und Niere. In der Literatur finden sich ventriculäre Arrhythmien und ektopische Reizbildungen (2, 4, 14, 15, 16,
19), eine verminderte Kontraktionsfähigkeit des Myokards (10),
Fettinfiltrationen des Myokards (6), Thromboseneigung (6) und
sogar Zusammenhänge mit Todesfällen (3, 19). Darüber hinaus findet man im Tierexperiment bei artifiziell erhöhten Fettsäurespiegeln folgende Befunde: AV-Blockierung (17), Kammerflimmern
(14), verminderter Coronarflow (20) und Herzstillstand (8).

Um die Streßwirkung auf den Organismus einzuengen, scheint es
nun sinnvoll, den Spiegel der freien Fettsäuren zu senken und
zwar nicht durch Pharmaka wie Nicotinsäure oder Clofibrat (3),
sondern auf metabolischem Weg durch Rückverlagerung des Stoff-
wechsels auf den ökonomischeren Weg der Glykolyse.

Wir haben das versucht, indem wir hochprozentige Glucose mit
hohen Dosen Insulin verabreicht haben und so durch Bereitstellung von Substrat und Enzymaktivator eine optimale Utilisation
zu erreichen trachteten. Die Applikation, die wir auch in der
Intensivtherapie in ähnlicher Weise vornehmen (5), erfolgte in
der Zeit von Narkosebeginn bis zum Beginn der extracorporalen
Zirkulation, also in der Zeit vor der Streßsituation des Bypass (Tabelle 1).

Tabelle 1. Dosierung der präperfusionellen Glucose/Insulin-Medikation

Gruppe 1	Gruppe 2
	Präperfusionelle Infusion von:
Kontrolle	33% Glucose 250 ml (82 g) plus Insulin-MC 40 E
	Relation: 24 E Insulin/50 g Glucose Infus. Geschw.: 0,9 g/kg/h

Durch diese Maßnahme sollte die Streßwirkung auf den Organismus
auf zwei Wegen vermindert werden:
1. sollte es durch Bremsung der Lipolyse zu einer Senkung des
freien Fettsäurespiegels kommen und
2. sollte sich durch Bereitstellung von leicht verwertbarer Energie eine Besserung der energetischen Situation an der Zelle und
eine Steigerung der Zellstabilität ausbilden.

Auf der Basis dieser Überlegung wird auch die erfolgreiche Behandlung des Sick-Cell-Syndroms angegeben (7).

Es sollen ganz kurz einige Befunde unter der Therapie von Insulin und Glucose dargestellt werden, wobei jeweils die Patientengruppe 2 wie oben beschrieben behandelt wurde, während die Patientengruppe 1 als Kontrollgruppe dient.

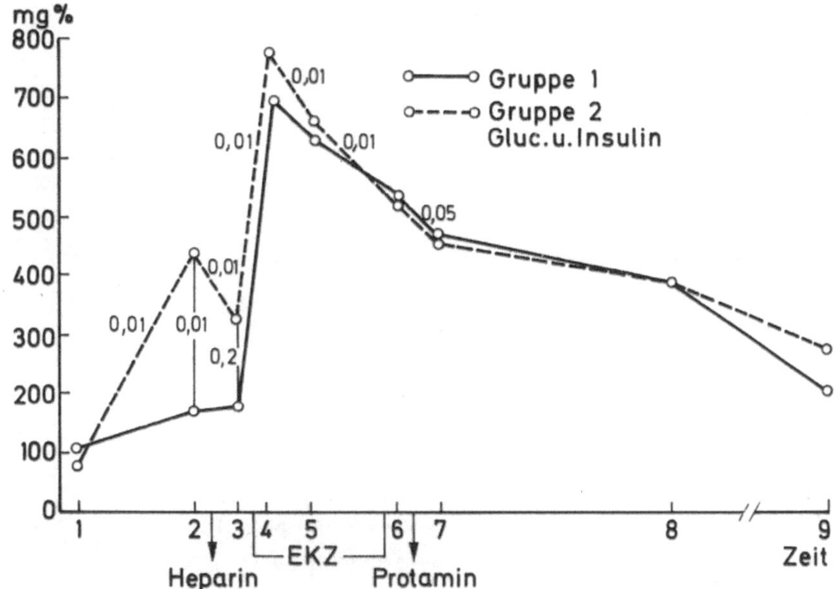

Abb. 2. Anstieg der Blutglucose durch das Füllvolumen der Herz-Lungen-Maschine (1500 ml Glucose 5%)

Abb. 2 zeigt den Glucosespiegel mit dem enormen Ansteigen der Blutglucose aufgrund der Zuckerbelastung durch das Füllvolumen der Herz-Lungen-Maschine, wobei sich außer einem erhöhten Zukkerspiegel vor der extracorporalen Zirkulation in der Gruppe 2 im weiteren Verlauf kein Unterschied der beiden Gruppen ergibt.

Abb. 3 zeigt die Insulinwerte, woraus einerseits zu ersehen ist, daß bei der Gruppe 1 eine Insulinsuppression besteht, da trotz der großen Glucosebelastung keine Insulinantwort erfolgt. In Gruppe 2 hingegen mit dem exogen zugeführten Insulin ist der Insulinspiegel während der gesamten extracorporalen Zirkulation signifikant erhöht, so daß eine optimale Glucoseutilisation zu erwarten ist.

Abb. 4 zeigt die sehr wichtige Darstellung des Verlaufes des freien Fettsäurespiegels, wobei ersichtlich ist, daß die Gruppe 2 einen ständig und signifikant niedrigeren Verlauf während der gesamten Untersuchungszeit bietet.

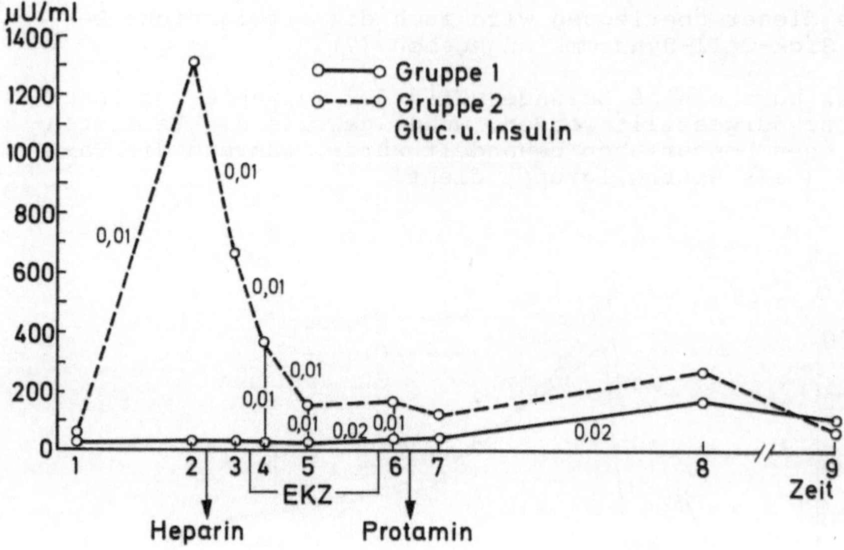

Abb. 3. Intraoperative Insulin-Blutspiegel

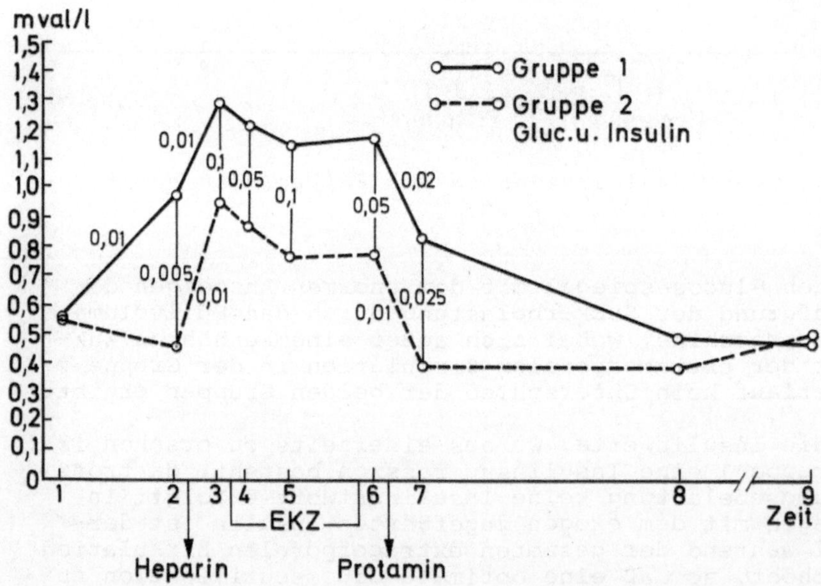

Abb. 4. Verhalten der freien Fettsäuren mit und ohne Insulin/ Glucose-Gabe

Abb. 5 zeigt den Cholesterinspiegel, der während des Einlaufens der Insulin-Glucose-Infusion einen niedrigeren Wert gegenüber der Kontrollgruppe aufweist, was dadurch erklärlich scheint, daß

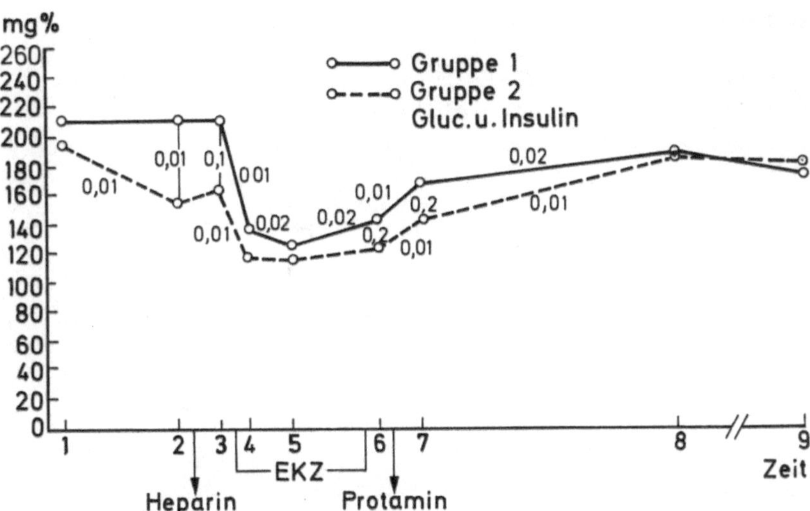

Abb. 5. Verhalten des Cholesterinspiegels mit und ohne Insulin/ Glucose-Gabe

die Leber ja imstande ist, aus den C-2-Stücken der freien Fettsäuren das Steroidgerüst des Cholesterins aufzubauen und bei vermindertem Fettsäurespiegel auch einen verminderten Cholesterinspiegel im Blut nach sich zieht.

Abb. 6 demonstriert die bessere Einschleusung von Kalium in die Zelle durch die Wirkung von Glucose und Insulin, wodurch sich die Erhöhung der Zellstabilität erklären läßt.

Tabelle 2 demonstriert, daß die Häufigkeit von Extrasystolen (ES) während 10 min EKZ in der Gruppe 1 eine 10fache Steigerung (5% : 50%) erfährt, während in der Gruppe 2 diese Häufigkeit nur unsignifikant um das 2,6fache (15% : 39%) steigt. Andererseits sieht man, daß die Häufigkeit einer notwendigen postperfusionellen Defibrillation wegen Kammerflimmerns in der ersten Gruppe (39%) um 70% mehr beträgt, als in der Gruppe 2 (23%).

Tabelle 2. Häufigkeit von Rhythmusstörungen mit und ohne Insulin/Glucose-Gabe

		Rhythmus											
		Vor EKZ			10 min nach EKZ-Beginn				10 min nach EKZ-Ende				
		SR	VH-FLI.	ES	SR	VH-FLI.	Kn-Rh	ES	D	SR	VH-FLI.	Kn-Rh	ES
Gruppe 1	N	12	5	1	4	5	O	9	7	7	2	1	1
	%	67	28	5	22	28	O	50	39	39	11	5,5	5,5
Gruppe 2	N	9	2	2	4	2	2	5	3	5	1	3	1
	%	70	15	15	31	15	15	39	23	38	8	23	8

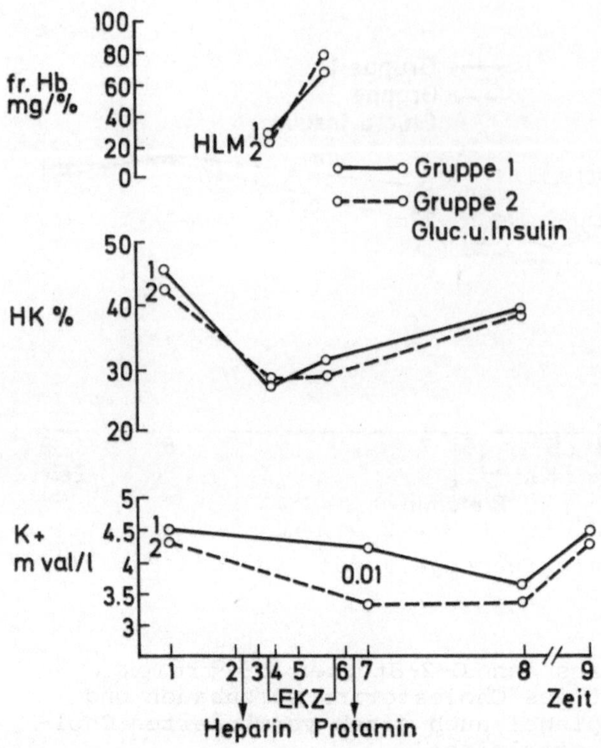

Abb. 6. Verhalten des Serum-Kalium-Spiegels mit und ohne Insulin/ Glucose-Gabe

Es scheint also unseres Erachtens die Verabfolgung von Glucose und Insulin, also Substrat und Enzymaktivator tatsächlich eine Schutzfunktion auf das Myokard auszuüben, indem die freien Fettsäuren einerseits gesenkt werden und andererseits die energetischen Bedürfnisse der Zelle zufriedenstellend erfüllt werden, womit die Membranstabilität verbessert werden kann.

Literatur

1. ALLISON, S. P., PROWSE, K., CHAMBERLAIN, M. J.: Failure of insulin response to glucose load during operation and after myocardial infarction. Lancet 1967, 478
2. CARLSTROM, S., CHRISTENSSON, B.: Plasma glycerol concentration in patients with myocardial ischaemia and arrhythmias. Brit. Heart J. 33, 884 (1971)
3. CARRUTHERS, M.: Trial of clofibrate. Brit. med. J. 1972 I, 311
4. GUPTA, D. K., JEWITT, D. E., YOUNG, R., HARTOG, M., OPIE, L. H.: Increased plasma free fatty acid concentrations and their significance in patients with acute myocardial infarction. Lancet 1969 II, 1209

5. HAIDER, W., LACKNER, F., TONCZAR, L.: Verabreichung hochprozentiger Glukose mit großen Insulindosen im Rahmen einer frühzeitigen totalen parenteralen Ernährung bei Patienten mit schockbedingtem übersteigertem Kalorienbedarf. Anaesthesist 24, 289 (1975)

6. HAVEL, R. J.: The automatic nervous system and intermediary carbohydrate and fat metabolism. Anaesthesiology 29, 702 (1968)

7. HINTON, P., ALLISON, S. P., LITTLEJOHN, S., LLOYD, J.: Insulin and glucose to reduce catabolic response to injury in burned patients. Lancet 1971, 767

8. HOAK, J. C., CONNOR, W. E., ECKSTEIN, J. W., WARNER, E. D.: Fatty acid induced thrombosis and death: Mechanisms and prevention. J. Lab. clin. Med. 63, 791 (1964)

9. MANDELBAUM, I., MORGAN, C. R.: Effect of extracorporeal circulation upon insulin. J. thorac. cardiovasc. Surg. 55, 526 (1968)

10. MJOS, O. D.: Effect of free fatty acids on myocardial function and oxygen consumption. Cardiovasc. Res. 4, 220 (1970)

11. MOFFITT, E. A., ROSEVEAR, J. W., MOLNAR, G. D., McGOON, D.C.: Myocardial metabolism in open heart surgery. J. thorac. cardiovasc. Surg. 59, 691 (1970)

12. MOFFITT, E. A., ROSEVEAR, J. W., MOLNAR, G. D., McGOON, D. C.: The effect of glucose-insulin-potassium solution on ketosis following cardiac surgery. Anesth. Analg. 50, 291 (1971)

13. MOFFITT, E. A., ROSEVEAR, J. W., TOWNSEND, C. H., McGOON, D. C.: Myocardial metabolism in patients having aortic valve replacement. Anesthesiology 31, 310 (1969)

14. OLIVER, M. F.: Metabolic response during impending myocardial infarction. II. Clinical implications. Circulation 45, 491 (1972)

15. OLIVER, M. F., KURIEN, V. A., GREENWOOD, T. W.: Relation between serum-free fatty acids and arrhythmias and death after acute myocardial infarction, Lancet 1968, 710

16. OLIVER, M. F., MJOS, O. D., ROWE, M. J.: FFA lipolysis and myocardial infarction. Lancet 1974, 810

17. OPIE, L. H.: Metabolic response during impending myocardial infarction. I. Relevance of studies of glucose and fatty acid metabolism in animals. Circulation 45, 483 (1972)

18. REPLOGLE, R., LEVY, M., De WALL, R. A., LILLEHEI, R. C.: Catecholamine and serotonine response to cardiopulmonary bypass. J. thorac. Surg. 44, 638 (1962)

19. RUTSTEIN, D. D., CASTELLI, W. P., NICKERSON, R. J.: Heparin and human lipid metabolism. Lancet 1969, 1003

20. SEVEREID, L., CONNOR, W. E., LONG, J. P.: The depressant effect of fatty acids on the isolated rabbit heart. Proc. Soc. exp. Biol. (N. Y.) 131, 1239 (1969)

21. STREMMEL, W., BENZING, H. F., GIESE, J.: Blood sugar, FFA, and insulin response during intraoperative i.v. glucose-tolerance-tests. 6th Congress European Society of Experimental Surgery, Helsingborg 1971

Diskussion zu HAIDER: Schutzwirkung auf das Myokard des Coronarpatienten.

Die von HAIDER in der Diskussion zitierten Literaturreferenzen sind auf S. 126-128 zusammengestellt

124

PURSCHKE: Herr HAIDER, würden Sie diese Medikation vor einer extracorporalen Zirkulation bei allen Eingriffen mit der Herz-Lungen-Maschine empfehlen oder nur bei bestimmten Indikationen?

HAIDER: Ich glaube, man könnte sich hier auf besonders gefährde-
te Patienten oder auf extracorporale Zirkulationen, die möglicherweise Schwierigkeiten mit sich bringen, beschränken. Es
sollte keine Routineapplikation sein.

KREUZER: Wie erklären Sie, daß in Ihrer 2. Gruppe die mit Glucose
behandelt wurde, vorher die Zahl der Extrasystolen soviel höher
war als bei der anderen Gruppe?

HAIDER: Sie dürfen diese Tabelle nicht überbewerten, es ist nu-
merisch gesehen ein einziger Fall und hier sind es zwei Fälle.
Das soll nur die Annahme unterstützen, daß die Membranstabilität
- was ja auch die verbesserte Kaliumeinschleusung zeigt - verbessert wird. Es wird ja von OPIE (23) z. B. in Abrede gestellt,
daß Glucose und Insulin tatsächlich einen Einfluß haben. Wir
wollten hier nur zeigen, daß vielleicht doch - das Patientengut
ist ja auch nicht ein so überragend großes - ein gewisser An-
satzpunkt für eine Aussage da ist.

Außerdem schlägt Ihre Frage ja in meine Kerbe: Obwohl in der behandelten Gruppe die Extrasystolen-Zahl vorher zufällig höher
war, ist nachher diese Zahl viel niedriger als in der Kontrollgruppe.

PURSCHKE: Herr HAIDER, gibt es irgendwelche Hinweise im postoperativen Verlauf dafür, daß sich diese intraoperative Medikation mit Glucose-Insulin günstig ausgewirkt hat auf Überlebensrate, Komplikationsrate u. ä.?

HAIDER: Wir haben den Gesichtspunkt nicht näher untersucht.
Schon seit den 60iger Jahren ist von SODI-PALLARES (27) diese
"polarizing solution", also Glucose und Insulin angegeben worden. Er hat allerdings nicht so konzentrierte Glucoselösungen
genommen und auch nicht viel Insulin zugesetzt. Wir verwenden
postoperativ routinemäßig auch nicht diese hohe Relation von
24 Einheiten Insulin pro 50 g Glucose, sondern am 1. Tag 18 Einheiten Insulin pro 50 g Glucose und geben das als Standard-
Infusion während der ersten 3 - 4 Tage, in denen der Patient
auf der Intensivstation bleibt (HAIDER, 1975).

ZINDLER: Wenn man Insulin in die Glucose-Flasche gibt, wird
dadurch die Insulinwirkung wesentlich vermindert, so daß man
nicht weiß, wieviel man aus diesem Grunde mehr geben muß.

HAIDER: Es gibt die Untersuchungen von PETTY (24), die eine sehr
hohe Adsorptionsrate des Insulins sowohl an der Glaswand als auch
an den Infusionsschläuchen zeigen. PETTY hat bei Verwendung von
Kochsalzlösungen gezeigt, daß bis zu 40 - 50% des Insulins durch
Adsorption verloren gehen können. Bei 5%iger Glucose ist die Verminderung durch Adsorption um 10 - 20% geringer. MOFFITT (20)
nimmt die approximative Adsorption mit ca. 15 - 20% des zugesetz-
ten Insulin an.

Außerdem wird empfohlen - und wir machen es auch - 5 ccm Human-
albumin der Lösung zuzusetzen, um die Adsorption zu vermindern.
Außerdem wird in routinemäßigen Abständen, z. B. 3stündlich, der
Harnzucker ganz einfach mit Teststreifen geprüft. Wenn der Harn-
zucker-Test positiv ausfällt, ist Insulin in kleinen Mengen -
vielleicht 2 x 8 Einheiten - subcutan und i.v. zuzusetzen, um
sicher zu sein, daß die zugeführte Glucose nicht ungenutzt wieder ausgeschieden wird.

KETTLER: Herr HAIDER, wo haben Sie Ihre Vermutung her bzw. wo
haben Sie klinische Anhaltspunkte dafür, daß die Fettsäuren für
das Herz etwas Böses sind? Soweit ich die alten Arbeiten kenne,
gibt es für das Herz hinsichtlich der Substratwahl keine Probleme, es utilisiert das, was vorhanden ist. Haben Sie einen Anhalt, daß tatsächlich die freien Fettsäuren für das Herz ungün-
stig sind?

HAIDER: Das Herz verwendet normalerweise 60% seines Sauerstoffbedarfes für die Verbrennung von Fettsäuren, und sie sind primär
das Hauptsubstrat.

Es gibt jedoch eine ganze Reihe von Arbeiten, die die schädigen-
den Wirkungen eines erhöhten FFS-Spiegels, die ich im Vortrag
erwähnt habe, und zwar sowohl beim Menschen (2, 5, 6, 8, 16, 19,
21, 25) als auch im Tierversuch (7, 12, 13, 15, 23, 26) aufzählen. Das sind Befunde, die ich nicht aus eigenen Untersuchungen
habe.

LIST: Wenn Sie - wie Sie gesagt haben - die 33%ige Glucose relativ schnell infundieren, so werden Sie eine sehr gute Diurese
haben, aber relativ wenig Glucose utilisieren.

HAIDER: Die Infusionsgeschwindigkeit von 0,9 g pro kg Körpergewicht und Stunde ist enorm hoch. Auf der Intensivstation geben
wir von dieser Lösung unter 0,5 g pro kg und Stunde, und zwar
etwa 0,3 g pro kg pro Stunde. Bei unserer Versuchsanordnung wollten wir von Beginn der Narkose bis zur Heparingabe unsere Glu-
cose-Insulin-Dosis - 250 ml - applizieren. Diese Dosis ist also
speziell für Untersuchungszwecke gegeben worden und außerdem
wird eben durch den Insulinzusatz die Utilisation verbessert
und der renale Verlust signifikant gesenkt.

GRÖGLER: Es drängt sich doch eigentlich der Verdacht auf, daß
Sie weniger Rhythmusstörungen nicht deswegen gefunden haben,
weil Sie einen niedrigeren Fettsäurespiegel hatten, sondern
weil Sie durch das Insulin-Glucose-Gemisch mehr Kalium in die
Zellen geschleust haben. Haben Sie einen Versuchsansatz gehabt,
in dem Sie den Fettsäurespiegel durch andere Mechanismen senken konnten?

HAIDER: Nein. Warum die verminderte Defibrillationsfrequenz oder
Extrasystolenfrequenz vorhanden war, kann ich Ihnen natürlich
nicht beweisen, aber es gibt in der Literatur reichlich Angaben,
die eine enge Korrelation zwischen erhöhten Fettsäurespiegeln und
Arrhythmien anführen (5, 8, 25).

KREUZER: OLIVER und EDINBURGER haben auch diese Schlußfolgerung
gezogen, nachdem CARLSON (3) gefunden hat, daß jede Streßsituation mit der Erhöhung der Fettsäuren einhergeht. Es ist aber
ein wahrscheinlich unzulässiger Analogie-Schluß, daß das Substrat freie Fettsäuren nun schuld daran wäre, daß die Extrasystolenfrequenz zunimmt. Sie könnten genausogut sagen, in einer
Streßsituation gehen die freien Fettsäuren hoch, aber auch die
Katecholamine, die Kinine, die Bradykinine, das Serotonin usw.
Daß man nun die freien Fettsäuren als Parameter nimmt, ist -
meine ich - nicht bewiesen und OLIVER ( ) hat ja revoziert. Er
sagt jetzt: "Natürlich findet man viele freie Fettsäuren immer
dann, wenn Extrasystolen auftreten; man sieht aber auch hohe
freie Fettsäurespiegel bei den Infarktpatienten - bei denen es
untersucht wurde - wenn keine Extrasystolien bestanden". Auch
andere Untersuchungen (aus der Kieler Gruppe) zeigen genau das-
selbe, so daß der Verdacht wirklich besteht, daß man einen Parameter mißt, der mit dem eigentlichen Effekt gar nichts zu tun
hat.

HAIDER: Die schädigende Wirkung der freien Fettsäuren (FFS) auf
das Herz ist nur ein Teilaspekt ihrer Wirkung.

Außerdem ist auch die Lunge betroffen; es gibt Untersuchungen,
wonach es zu Surfactantschädigungen kommt (1, 10, 14, 28); auch
Fettinfiltrationen der Leber (3) und der Niere (4) werden beschrieben.

Wichtige andere Befunde bei erhöhten FFS-Spiegeln sind vor allem
der erhöhte O_2-Verbrauch, der die Gewebsatmung schwer belastet.
KURIEN und OLIVER (17) sprechen von einem "waisting of oxygen",
sie postulieren also für die Fettverbrennung die Möglichkeit,
daß sich in einem vielleicht schon grenzwertig hypoxischen Gewebe eine neuerliche Hypoxie aufpfropft, wodurch die Gewebsatmung durch den Mangel an Sauerstoff limitiert wird.

Weiter besteht die Schwierigkeit, daß das Überangebot an FFS
in den Zitronesäurecyclus schlecht eingeschleust werden kann,
so daß Ketokörper entstehen und sich eine Ketoacidose ausbil-
det (9). Noch 1974 hat OLIVER (22) einen neuen Nicotinsäure-
analog verwendet, mit dem er versuchen will, die Fettsäuren zu
senken. Offenbar hält er dies für eine wichtige Maßnahme, um
die verschiedensten Komplikationen beim Herzinfarkt, was für
ihn eben das zentrale Problem ist, zu bessern.

Letztlich habe ich ja im Vortrag auch erwähnt, daß nicht nur die
Senkung der FFS bei der Therapie mit Glucose und Insulin von
Bedeutung ist, sondern auch die bessere energetische Situation
der Zelle mit einer ökonomischeren Glucoseausnutzung, und die
damit in Verbindung stehende Stabilisierung der Zelle durch die
bessere Kalium-Einschleusung.

Literatur

1. BENZER, H., MÜLLER, E., TÖLLE, W.: Fettembolie und Oberflächenspannung
   in der Lunge. Veränderungen der Oberflächenspannung in der Lunge nach
   experimenteller Fettsäureembolie beim Kaninchen. Anaesthesist 18, 133 (1969)

2. BRACHFELD, N.: Maintenance of cell viability. Circulation <u>39</u>, Suppl. IV, 202 (1969)

3. CARLSON, L. A.: Deposition, mobilisation and utilisation of fat. Acta chir. scand., Suppl. <u>325</u>, 5 (1964)

4. CARLSON, L. A., LILJEDAHL, S.-O., WIRSEN, C.: Blood and tissue changes in the dog during and after excessive free fatty acis mobilisation. Acta med. scand. <u>178</u>, 81 (1965)

5. CARLSTROM, S., CHRISTENSSON, B.: Plasma glycerol concentration in patients with myocardial ischaemia and arrhythmias. Brit. Heart J. <u>33</u>, 884 (1971)

6. CARRUTHERS, M.: Trial of clofibrate. Brit. med. J. <u>1972 I</u>, 311

7. CONNOR, W. E., HOAK, J. C., WARNER, E. D.: Massive thrombosis produced by fatty acids infusion. J. clin. Invest. <u>42</u>, 860 (1963)

8. GUPTA, D. K., JEWITT, D. E., YOUNG, R., HARTOG, M., OPIE, L. H.: Increased plasma free fatty acid concentrations and their significance in patients with acute myocardial infarction. Lancet <u>1969 II</u>, 1209

9. HAIDER, W.: Prävention von Streßwirkungen durch metabolische Beeinflussung des Energiestoffwechsels am Modell der extrakorporalen Zirkulation. Wien. klin. Wschr. <u>87</u>, Suppl. 36 (1975)

10. HAIDER, W., BAUM, M., BENZER, H., LACKNER, F.: Ablauf der Lungenveränderungen im posttraumatischen Schock (Schocklunge). Anaesthesist <u>23</u>, 129 (1974)

11. HAIDER, W., LACKNER, F., TONCZAR, L.: Verabreichung hochprozentiger Glukose mit großen Insulindosen im Rahmen einer frühzeitigen totalen parenteralen Ernährung bei Patienten mit schockbedingtem übersteigertem Kalorienbedarf. Anaesthesist <u>24</u>, 289 (1975)

12. HENDERSON, A. H., MOST, A. S., PARMLEY, W. W., GORLIN, R., SONNENBLICK, E. H.: Depression of myocardial contractility in rats by free fatty acids during hypoxia. Circ. Res. <u>26</u>, 439 (1970)

13. HOAK, J. C., SPECTOR, A. A., FRY, G. L., WARNER, E. D.: Effect of free fatty acids on ADP-induced platelet aggregation. Nature <u>228</u>, 1330 (1970)

14. JACKS, M. L., ASHCRAFT, W., REED, W. A., ALLBRITTEN, F. F.: Alterations in plasma free fatty acids during extracorporal circulation. Surg. Forum <u>15</u>, 279 (1964)

15. JEFFERSON, N. C., NECHELES, H.: Oleic acid toxicity and fat embolism. Proc. Soc. exp. Biol. (N. Y.) <u>68</u>, 248 (1948)

16. KJEKSHUS, J., MJOS, O. D., Effect of free fatty acids on myocardial function and metabolism in the ischaemic dog heart. J. clin. Invest. <u>51</u>, 1767 (1972)

17. KURIEN, V. A., OLIVER, M. F.: A metabolism cause for arrhythmias during acute myocardial hypoxia. Lancet <u>1970</u>, 813

18. KURIEN, V. A., YATES, P. A., OLIVER, M. F.: The role of free fatty acids in the production of ventricular arrhythmias after acute coronary artery occlusion. Europ. J. clin. Invest. <u>1</u>, 225 (1971)

19. MJOS, O. D.: Effect of free fatty acids on myocardial function and oxygen consumption. Cardiovasc. Res. <u>4</u>, 220 (1970)

20. MOFFITT, E. A., MOLNAR, G. D., PLUTH, J. R., WHITE, R. D., McGOON, D. C.: Effects on metabolism and cardiac output of glucose-potassium solution with and without insulin. Ann. Surg. <u>15</u>, 1 (1973)

21. OLIVER, M. F., KURIEN, V. A., GREENWOOD, T. W.: Relation between serum-free-fatty-acids and arrhythmias and death after acute myocardial infarction. Lancet <u>1968</u>, 710

22. OLIVER, M. F., MJOS, O. D., ROWE, M. J.: FFA, lipolysis and myocardial infarction. Lancet <u>1974</u>, 810

23. OPIE, L. H.: Metabolic response during impending myocardial infarction. I. Relevance of studies of glucose and fatty acid metabolism in animals. Circulation <u>45</u>, 483 (1972)

24. PETTY, C., CUNNINGHAM, N. L.: Insulin adsorption by glass infusion bott-
    les, polyvinylchloride infusion containers and intravenous tubing.
    Anaesthesiology 40, 400 (1974)
25. RUTSTEIN, D. D., CASTELLI, W. P., NICKERSON, R. J.: Heparin and human
    lipid metabolism. Lancet 1969, 1003
26. SEVEREID, L., CONNOR, W. E., LONG, J. P.: The depressant effect of fatty
    acids on the isolated rabbit heart. Proc. Soc. exp. Biol. (N. Y.) 131,
    1239 (1969)
27. SODI-PALLARES, D., TESTELLI, M. R., FISHLEDER, B. J., BISTENI, A.,
    MEDRANO, G. A., FRIEDLAND, Ch., De MICHELI, A.: Effects of an intra-
    venous infusion of a potassium-glucose-insulin solution on the electro-
    cardiographic signs of myocardial infarction. Amer. J. Cardiol. 9, 166
    (1962)
28. TRIMBLE, A. S., OSBORN, J. J.,GERBODE, F.: lipoprotein lipase during
    extracorporal circulation. Surgery 58, 324 (1965)

Therapie des Low-Output-Syndroms nach Herzoperationen

H. Lennartz und M. H. Nadjmabadi

Einleitung

Nach jeder größeren Herzoperation kann es zu einem klinischen
Krankheitsbild kommen, das ganz allgemein als Low-output-Syndrom bezeichnet wird. Dabei sagt dieser Begriff, Low output,
oder niedriges Herzzeitvolumen (HZV) nichts über die auslösende Ursache aus. Der Verlauf nach Herzoperationen ist durch ein
recht einheitliches Kreislaufverhalten charakterisisert.

In der Frühphase ist der Blutdruck normal bis leicht erhöht.
Die Herzfrequenz ist ebenfalls normal oder erhöht. Die Urinausscheidung ist gesteigert, die Rectaltemperatur des Patienten ist in aller Regel unter normal. Dabei können das HZV bzw.
Herzindex normal bis leicht erhöht sein. Nach dieser Periode
kommt es nach einem Zeitraum von 1 - 2 Std bei ansteigender
Rectaltemperatur, absinkendem Blutdruck und abnehmender Urinausscheidung zur Kreislaufstabilisierung.

In kritischen Fällen verschlechtert sich jedoch die Kreislaufsituation. Unter zunehmender Temperaturdysregualtion, Blutdruckabfall, Anstieg des zentralvenösen Druckes (ZVD) und weiter abnehmender Urinausscheidung kommt es zu einem Schockzustand, der
als Low-output-Syndrom bezeichnet wird.

Wenn nach Ausschluß eines relativen Volumenmangels (Referenz-
größen: LVD und ZVD) und nach Ausschluß von chirurgischen Ursachen (Tamponade), Regulation von Herzrhythmusstörungen und
Ausgleich des Säure-Basen-Haushaltes, die kritische Situation
nicht zu beherrschen ist, ist nach ausreichender Digitalisierung und künstlicher Beatmung die Gabe von Katecholaminen indiziert.

Fallberichte

Die Bedeutung der künstlichen Beatmung für die Behandlung des
Low-output-Syndroms (Herzversagen nach Herzoperation) ist von
zahlreichen Autoren beschrieben worden (1). Sie soll an einem
Fall demonstriert werden. Bei der 44-jährigen Patientin (Abb. 1)
mit einem kombinierten Mitralvitium III - IV mit überwiegender
Stenose und Tricuspidalinsuffizienz wurde eine Mitralklappe implantiert.

Bei der Aufnahme auf der Intensivstation wurde die Patientin
künstlich beatmet. Das Kreislaufverhalten, die Temperaturregu-
lation und die Urinproduktion entsprachen in den ersten Stunden

PAT. W. D. komb. Mitralvitium III - IV Tricuspidalinsuff.

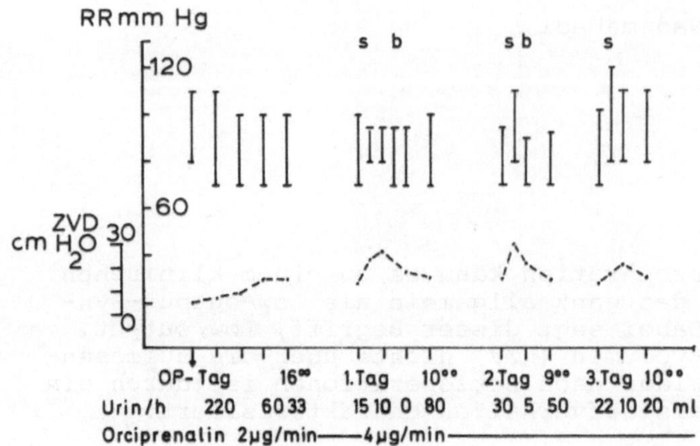

Abb. 1. Verlaufskurve einer 44jährigen Patientin nach prothetischem Ersatz der Mitralklappe und postoperativem "low output". Der Einfluß der künstlichen Beatmung. s = Spontanatmung, b = Beatmung

dem vorher beschriebenen Verlauf. Unter Volumengabe kam es dann zu einem Anstieg des ZVD auf 20 cm bei ständig abnehmender Urinausscheidung. Am nächsten Morgen wurde um 7.30 Uhr der Versuch unternommen, die Patientin spontan atmen zu lassen. Dabei kam es innerhalb von 30 min zu einem Anstieg des ZVD von 19 auf 30 cm. Die Patientin zentralisierte, der Blutdruck sank nur von 105 auf 100 systolisch, die Amplitude nahm jedoch deutlich ab. Dabei wäre nach der Gasanalyse (bei einer Fi O_2 von 40%, PO_2 123 mmHg, PH 7,41, PCO_2 43 mmHg) eine Extubation, soweit es die Lungenfunktion der Patientin betraf, möglich gewesen. Die sofort wieder einsetzende künstliche Beatmung führte dann zu einer Normalisierung.

Am 2. Tag kam es bei dem erneuten Versuch, die Patientin spontan atmen zu lassen, zu einem Blutdruckanstieg bei gleichzeitigem Anstieg des ZVD von 18 auf 30 cm und zu einer deutlichen Abnahme der Urinausscheidung. Nach Wiedereinsetzen der künstlichen Beatmung normalisierten sich Blutdruck, ZVD und Urinausscheidung. Erst am 3. Tag nach dem operativen Eingriff gelang es, die Patientin komplikationslos spontan atmen zu lassen.

Bei Patienten, die mit erheblichem Risiko operiert werden, z. B. Doppelklappenersatz bei hohem klinischen Schweregrad, und längerer Ischämiedauer während der Operation, kann es zu einem interstitiellen und intracellulären Herzmuskelödem kommen. Dadurch wird die Auswurfleistung des Herzens stark beeinträchtigt. Können wir in der postoperativen Behandlung, auf Grund des intraoperativen Verlaufes diesen Pathomechanismus als Ursache für ein Low output annehmen, so ist die Gabe von Methyl-Prednisolone und eine eventuelle Kombination von Katecholaminen, bei gleichzeitiger Gabe von Glucagon, indiziert.

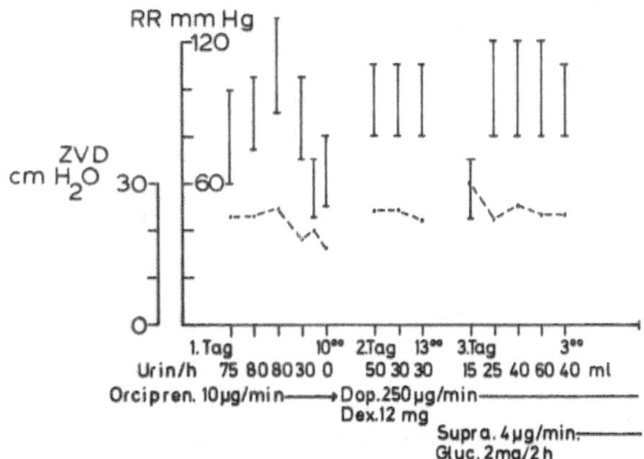

Abb. 2. Verlaufskurve einer 52jährigen Patientin nach prothetischem Ersatz der Mitralklappe und der Aortenklappe. Die Kombination verschiedener Katecholamine und Methyl-Prednisolon

Bei einer 52jährigen Patientin bestanden sowohl ein Mitralvitium II mit überwiegender Stenose und ein kombiniertes Aortenvitium II ebenfalls mit überwiegender Stenose. Es wurden je eine Starr-Edwards-Prothese in Mitralposition und Aortenposition implantiert. Der frühe postoperative Verlauf war im wesentlichen komplikationslos.

Am ersten Tag kam es in den Morgenstunden zu einem Blutdruckabfall, der durch Volumengabe nicht beherrscht werden konnte. Bei einem ZVD von 16 cm kam es zu einem Anstieg des linken Vorhofdruckes auf 40 cm H_2O. Da gleichzeitig die Urinausscheidung von 30 ml auf 0 zurückging, wurde die Gabe von Orciprenalin gestoppt und der Patientin Dopamin, in einer Dosierung von 250 µg/min zugeführt. In der Annahme, daß eine längere Coronarischämie während der Aortenklappenimplantation zu einem Herzmuskelödem geführt habe, erhielt die Patientin 12 mg Dexamethason. Unter dieser Therapie kam es zunächst zu einer Stabilisierung des Kreislaufs, der Urinausscheidung und des Allgemeinzustandes der Patientin.

Gegen 23 Uhr des gleichen Tages kam es erneut zu einem Blutdruckabfall, jetzt in Verbindung mit einem Anstieg des ZVD auf 28 cm H_2O, bei abnehmender Urinausscheidung. Daraufhin erhielt die Patientin zunächst zusätzlich Suprarenin in einer Dosierung von 4 µg/min mit nur geringer kreislaufstabilisierender Wirkung. Erst durch die zusätzliche Gabe von 2 mg Glucagon, in 2stündlichem Abstand, normalisierte sich der Kreislauf, der ZVD sank, die Urinausscheidung wurde zufriedenstellend und die Patientin konnte am nächsten Tag bei Spontanatmung extubiert werden. Im Verlauf von 2 weiteren Tagen konnte die Zufuhr von Glucagon, Suprarenin und Dopamin schrittweise abgebaut werden.

Bei der Vielzahl der für die Therapie zur Verfügung stehenden
Katecholamine stellt sich die Frage, welchem von den bekannten
Katecholaminen, Isoprenalin, Orciprenalin, Noradrenalin, Dopamin, der Vorzug gegeben werden sollte bei der Behandlung des
postoperativen Low-output-Syndroms.

Durch die Gabe herkömmlicher Katecholamine, wie Orciprenalin
oder Adrenalin usw., kann schon die verringerte Nierendurchblu-
tung unter Umständen so stark gedrosselt werden, daß es zu einem
Nierenversagen kommt.

Klinische Untersuchungsergebnisse

Wir untersuchten deshalb die Wirkung von Dopamin und von Orciprenalin auf den Kreislauf und die Nierenfunktion von Herzoperierten (2).

Die Untersuchungen wurden an 15 Patienten nach Herzoperationen
durchgeführt. Dabei bestimmten wir:
1. HZV mittels Kälteverdünnung,
2. den arteriellen Druck in der A. radialis,
3. die Herzfrequenz aus dem EKG,
4. den totalen peripheren Widerstand und
5. das Schlagvolumen wurde errechnet.
Für die Beurteilung der Nierenfunktion wurden folgende Größen
gemessen:
1. PAH-Clearance nach SMITH,
2. Inulin-Clearance nach DEUTSCH,
3. Natrium- und Kaliumexkretion,
4. Harnzeitvolumen und
5. die Filtrationsfraktion.

Für die Clearance-Messung wurden PAH und Inulin in der von MERZ
angegebenen Zusammensetzung zugeführt. Zwei Clearance-Perioden
mit einer Dauer von jeweils 20 min dienten als Kontrollwert
und wurden als 100% angenommen. Die Clearance-Werte wurden auf
eine Körperoberfläche von 1,73 m^2 umgerechnet.

Nach dieser Basisbestimmung wurde Dopamin in steigender Dosierung, und zwar von 100 µg, 250 µg und 500 µg/min über einen
Braun-Perfusor infundiert. Es wurde alternierend einmal mit
Dopamin und einmal mit Orciprenalin begonnen. Beim Wechsel der
Medikamente wurde ein Zeitabstand von mindestens 45 min einge-
halten, um einen überlappenden pharmakologischen Effekt zu vermeiden und wieder Ausgangsbedingungen zu erhalten. Zwischen den
einzelnen Dosissteigerungen betrug der Zeitabstand 30 min. Bei
diesen Untersuchungen diente jeder Patient als eigene Kontrolle.

Unter der Gabe von Dopamin und Orciprenalin in steigender Dosierung kam es bei unseren Untersuchungen an 15 Herzoperierten
zu einer deutlichen Abnahme des peripheren Widerstandes, um
25% bei 250 µg Dopamin/min. Eine Steigerung der Dopaminzufuhr
hatte keine weitere Veränderung des peripheren Widerstandes zur
Folge (Abb. 3).

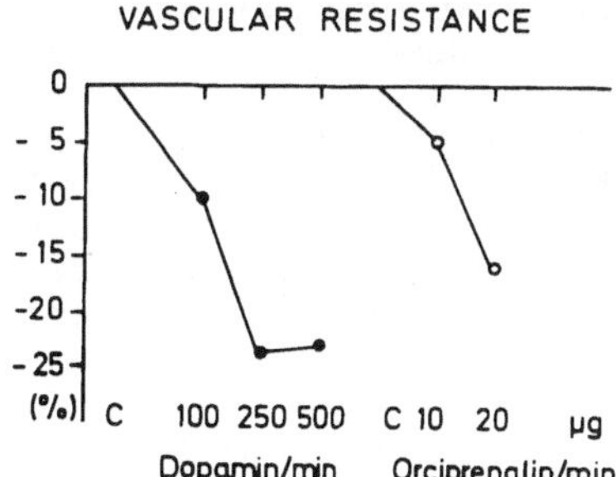

Abb. 3. Prozentuale Veränderung des totalen peripheren Widerstandes unter Dopamin- bzw. Orciprenalininfusion

Orciprenalin führte bei einer Dosis von 10 µg/min und 20 µg/min ebenfalls zu einer Abnahme des peripheren Widerstandes, die aber nicht so ausgeprägt war wie bei der Gabe von 100 µg bzw. 250 µg Dopamin.

Dopamin und Orciprenalin führten bei verschiedenen Dosierungen zu einer Steigerung des HZV, des Schlagvolumens und der Herzfrequenz. Dabei war die Zunahme der Herzfrequenz unter Dopamin bis zu einer Dosis von 250 µg/min geringer als bei Orciprenalin (Abb. 4).

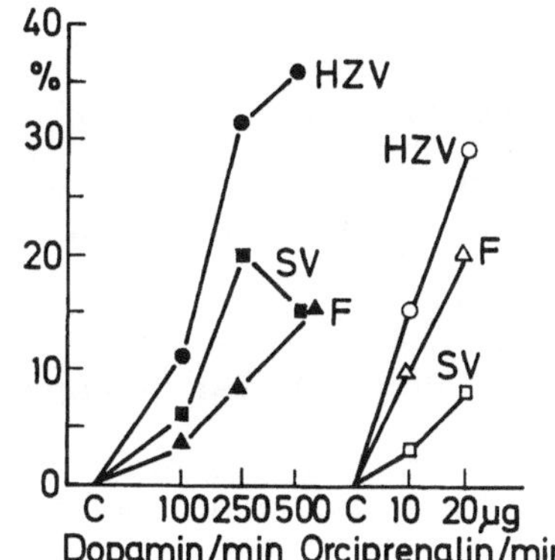

Abb. 4. Prozentuale Veränderungen der einzelnen Parameter (HZV - Herzzeitvolumen, SV = Schlagvolumen, F = Herzfrequenz). Während der Gabe von steigenden Dosen Dopamin bzw. Orciprenalin

Das HZV stieg unter Dopamin in den verschiedenen Dosierungen von 4,3 über 5,9 auf 6,3 l/min an. Beim Orciprenalin stieg die Herzauswurfleistung von 4,6 über 5,3 auf 5,9 l/min. Insgesamt besteht also bezüglich der HZV-Steigerung kein wesentlicher Unterschied zwischen beiden Pharmaka.

Allerdings kommt die HZV-Steigerung auf unterschiedlichem Wege zustande. Unter Dopamin kommt es zu einer erheblichen Steigerung des Herzschlagvolumens um gut 20% gegenüber dem Ausgangswert, während die Schlagvolumenzunahme unter Orciprenalin max. 8% beträgt. Allerdings fällt auf, daß bei einer Dosis von mehr als 250 µg Dopamin/min das Schlagvolumen wieder abnimmt, trotz eines weiteren, wenn auch geringfügigen Anstieges des Herzzeitvolumens.

Dieser weitere HZV-Anstieg ist ausschließlich Folge einer Frequenzzunahme.

Im Gegensatz zu Orciprenalin führt Dopamin zu einem deutlichen Anstieg der glomerulären Filtration, sichtbar an der Zunahme der Inulin-Clearance. Außerdem führt Dopamin zu einer hochsignifikanten Zunahme des effektiven renalen Plasmaflusses, hier deutlich an der Steigerung der PAH-Clearance (Abb. 5).

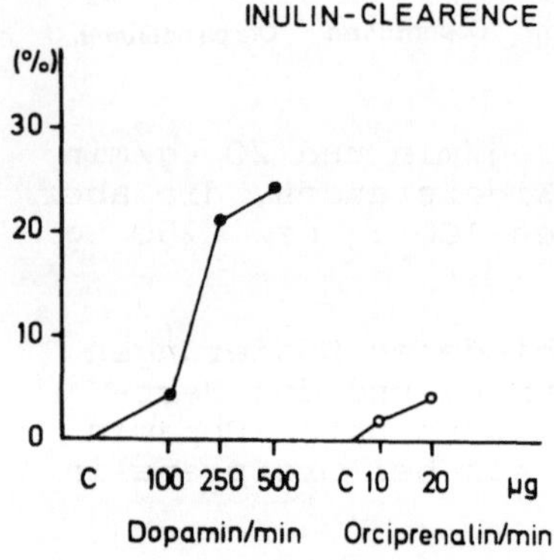

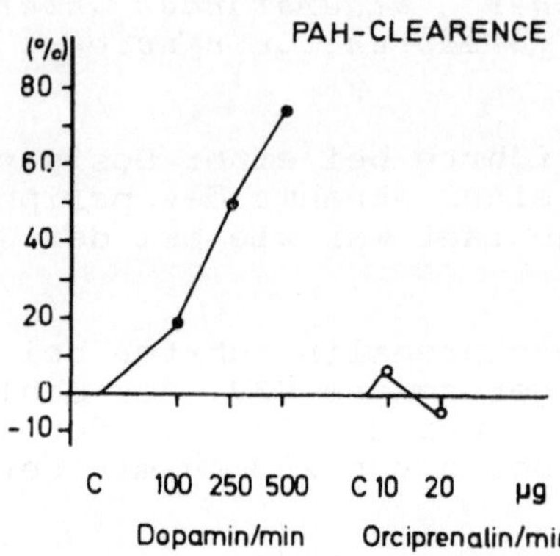

Abb. 5. Prozentuale Veränderung der Inulin- und PAH-Clearance während steigender Dosen Dopamin im Vergleich zu Orciprenalin

Orciprenalin bewirkt nur eine geringe Zunahme der glomerulären Filtration unter 10% bei 20 µg/min. Der effektive renale Plasmafluß wird praktisch nicht verändert. Beide Änderungen waren statistisch nicht signifikant.

Die Filtrationsfraktion nimmt unter Dopamin dosisabhängig zu. Dies spricht dafür, daß die vermehrte renale Durchblutung vorwiegend den tubulären Apparat betrifft.

Im Gegensatz zu seiner Kreislaufwirkung führt Dopamin an der Niere auch bei einer weiteren Dosissteigerung zu einer Zunahme der Nierenfunktion.

Das Urinvolumen und die Na^+-Exkretion nahmen bei steigenden Dosen Dopamin signifikant und dosisabhängig zu. Orciprenalin verursachte eine Abnahme des Urinvolumens und der Na^+-Exkretion (Abb. 6).

Die Urinsekretion steigt unter Dopamin bis um mehr als 130% des Ausgangswertes. Die Na^+-Exkretion, die vor allem bei Herzkranken erwünscht ist, steigt bis um 142% an.

Allerdings führt Dopamin nicht nur zu einer Steigerung der Na^+-Ausscheidung, sondern auch zu einer Zunahme der K^+-Ausscheidung bis um 55% des Ausgangswertes. Überschießende Kaliumverluste, die bei der Gabe von Dopamin auftreten, können jedoch leicht medikamentös oder diätetisch ausgeglichen werden (Abb. 7).

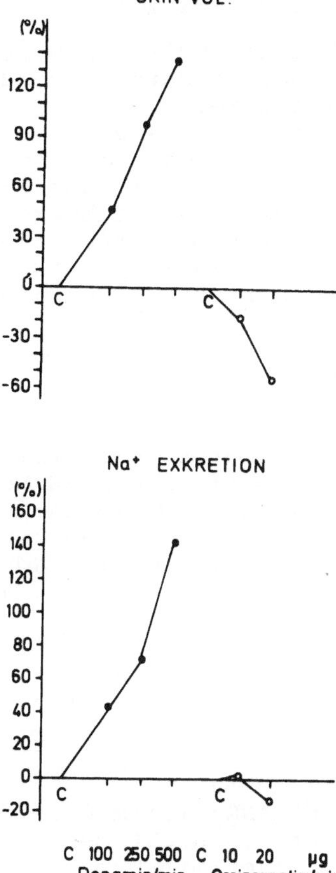

Abb. 6. Prozentuale Veränderung der Urinvolumina/Zeiteinheit und der Na⁺-Ausscheidung nach der Infusion von Dopamin oder Orciprenalin in steigender Dosierung

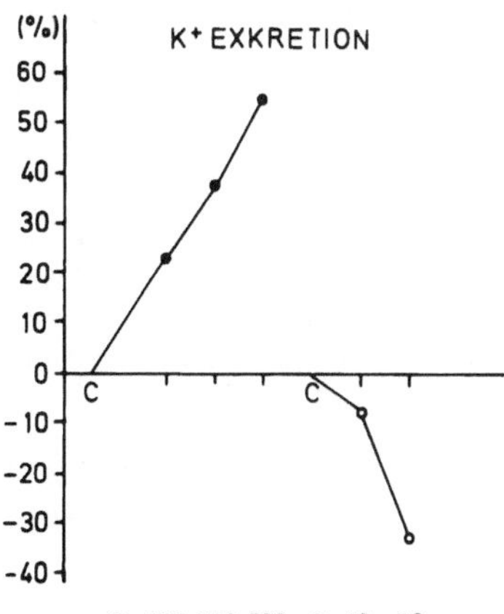

Abb. 7. Prozentuale Veränderung der K⁺-Ausscheidung nach Dopamin bzw. Orciprenalininfusion

Zusammenfassung

1. Die Behandlung des Low-output-Syndroms ist keine symptomatische, sondern eine auf die auslösende Ursache gerichtete Therapie.
2. Bei der Anwendung von Katecholaminen, zur Behandlung eines "Low output", als Folge eines postoperativen Herzversagens, bevorzugen wir auf Grund unserer Untersuchungen Dopamin.
3. In besonders schweren Fällen muß man sich gelegentlich zu einer Kombinationstherapie mit Dopamin, Suprarenin und eventuell Glucagon entschließen, wie an Hand des 2. Falles demonstriert werden konnte.

Literatur

1. GERTSCH, M., FUNK, H. U., SALZMANN, Ch., GURTNER, H. P., ROTH, F.: Zur Intensivpflege von herzoperierten Patienten. Ther. Umsch. <u>27</u>, 731 (1970)
2. NADJMABADI, M. H., LENNARTZ, H., PURSCHKE, R., BIRCKS, W., BAUM, H., TARBIAT, S.: Vergleichende Untersuchung über den Einfluß von Dopamin bzw. Orciprenalin auf Herz und Nierenfunktion nach kardiochirurgischen Eingriffen. In: Dopamin, Arbeitstagung über die klinische Anwendung (Hrsg. R. SCHRÖDER). Stuttgart-New York: Schattauer 1974

Diskussion zu LENNARTZ und NADJMABADI: Therapie des Low-output-Syndroms nach Herzoperationen

HEMPELMANN: Ich möchte darauf hinweisen, daß man mit Glucagon eigentlich nicht mehr viel erreichen kann, wenn man mit Adrenalin oder mit Dopamin nicht weiterkommt. Im übrigen ein Hinweis: Bei unseren letzten Untersuchungen ist uns aufgefallen, daß Glucagon doch einen manchmal beängstigenden Pulmonalarterien-Druckanstieg macht, und zwar bei Bolusinjektionen in der Größenordnung bis zu 5 mg. Ich kann es nicht erklären, es ist einfach nur ein Meßbefund, der unmittelbar in den ersten 10 min nach der Injektion auftritt.

PURSCHKE: Das ist ungewöhnlich, denn man weiß oder vermutet, daß ein pulmonaler Hypertonus erst nach langfristiger Gabe von Glucagon auftritt.

LENNARTZ: Vielleicht handelt es sich dabei um einen Effekt, den wir auch nach Katecholamingabe sehen. Dabei kommt es auch zu einem Anstieg des Pulmonalarterien-Druckes, sowohl beim Dopamin als auch beim Orciprenalin. Möglicherweise handelt es sich bei Glucagon um einen ähnlichen Effekt.

HEMPELMANN: Nach diesen Katecholamindosierungen haben Sie natürlich eine erhebliche Steigerung der Gesamthämodynamik; das tritt aber nach Glucagongabe nicht auf.

PATSCHKE: Noch eine Frage zum Dopamin: Wir haben im Tierversuch feststellen können, daß Dopamin die $AVDO_2$ des Herzens erhöht.

Würden Sie aus dieser Beobachtung irgendwelche Kontraindikationen für Dopamin ableiten wollen?

PURSCHKE: Herr PATSCHKE, wie war die Gesamt-$AVDO_2$ in diesem Tierexperiment? Hat sie sich in irgendeiner Richtung verändert, hat sie abgenommen, wie wir das regelmäßig unter Dopamin gesehen haben als Folge der HZV-Steigerung? Wir wissen zwar, daß Dopamin zu einer Senkung des arteriellen Sauerstoff-Partialdruckes führt, aber nach unseren Beobachtungen wird dieser arterielle PO_2-Abfall voll durch die Steigerung des Herzminutenvolumens und durch die Senkung der $AVDO_2$ kompensiert.

PATSCHKE: Die Gesamt-$AVDO_2$ haben wir nicht gemessen.

HEMPELMANN: Zur Frage der hochdosierten Cortison-Gaben: Wir haben eine Untersuchungsreihe über Methylprednisolon (30 mg pro kg KG) im Low-output-Syndrom gemacht, weil in der Literatur immer wieder Hinweise zu finden sind, daß Cortison einen positiv-inotropen Effekt haben soll. Wir haben das aber nicht bestätigen können.

LENNARTZ: Wir geben auch hochdosiert Cortison. Es gibt Untersuchungen von SAYERS, daß Cortison-Präparate lokal antiödematös wirken. Unter der Vorstellung, daß wir ein interstitielles Ödem des Herzmuskels behandeln, geben wir Methyl-Prednisolon. Wir geben es auch bei größeren Ventrikulotomien, z. B. bei VSD-Operationen, die mit einem Patch versorgt werden müssen, bei gleichzeitiger Pulmonalisausflußbahn-Prothese. Wir haben den Eindruck, daß das Infarkt-EKG, das man typischerweise nach Ventrikulotomien im EKG sieht, sich früher zurückbildet als ohne Cortison. Die Wirkung von Cortison ist aber natürlich sehr schwer zu verifizieren.

PURSCHKE: Ist es notwendig oder sinnvoll, im Low-output-Syndrom zu beatmen, die Patienten also nicht spontan atmen zu lassen, um z. B. den Sauerstoffverbrauch um den Anteil der Atemarbeit zu reduzieren? Herr LENNARTZ hat es praktisch getan.

GATTIKER: Herr LENNARTZ hat auf der Abbildung der Patientin, die intermittierend beatmet wurde, sehr schön gezeigt, welchen Einfluß die Beatmung auf die Urinausscheidung hat. Man sieht, daß die Patientin unter Spontanatmung eine stark reduzierte Urinausscheidung zeigt. Unter künstlicher Beatmung normalisiert sich die Urinproduktion. Beim nächsten Spontanatmungsversuch geht die Urinproduktion fast auf 0 zurück, steigt aber spontan wieder an unter Beatmung. Ich finde, die Urinausscheidung ist einer der feinsten Indikatoren dafür, ob man einen Patienten im Low-output-Syndrom beatmen soll oder nicht.

PURSCHKE: Herr LENNARTZ, was würden Sie als das wichtigste Kriterium für die Diagnose eines Low-output-Syndroms bezeichnen?

LENNARTZ: Die Diagnose des "low output" wird von uns im wesentlichen nach klinischen Gesichtspunkten gestellt.
Wichtige Parameter zur Diagnose eines "low output" sind:

1. die Temperaturdysregualtion, d. h. die Differenz zwischen der
   zentralen Temperatur und der Hauttemperatur,
2. der ZVD,
3. der linksatriale Druck und
4. die Urinausscheidung.
Dabei müssen natürlich alle extrakardialen Ursachen für ein "low
output" ausgeschlossen werden. Dazu gehören: Eine Herztamponade,
ein Spannungspneu, verstopfte Drainagen, eine Hypoxie, eine Acidose usw.

ZINDLER: In Düsseldorf wird bei allen Patienten eine Schrittma-
cher-Elektrode implantiert, auf jeden Fall im Ventrikel, manchmal auch im Vorhof. Wann soll man diese Patienten stimulieren
- Vorhof- oder Ventrikel-Stimulation -, um das Herzminutenvolumen zu erhöhen, und welche Frequenz ist im allgemeinen zu empfehlen?

LENNARTZ: Eine Stimulation des Herzens mit Ventrikel- oder Vor-
hof-Elektroden ist nur dann sinnvoll, wenn die Eigenfrequenz
des Patienten zur Aufrechterhaltung eines ausreichenden HZV zu
gering ist. In einer solchen Kreislaufsituation befindet sich
der Patient in einem "low output", zu dessen Behandlung auch
die Frequenzsteigerung über Schrittmacher-Elektroden gehört.

Dabei geben wir der Vorhofstimulation nach Möglichkeit den Vorzug. In Anhängigkeit von der Operation kann man sagen, daß Patienten mit Aortenklappenersatz nicht schneller stimuliert werden sollten als 90/min.

GRÖGLER (Hannover): Das vorhofstimulierte Pacing ist hämodyna-
misch immer effektiver als das Ventrikel-Pacing. Die Frequenz-
abhängigkeit des produzierten Herzminutenvolumens bei myokardialer Insuffizienz ist äußerst unterschiedlich; es kann individuell in enormen Grenzen schwanken, so daß man eine Frequenzoptimierung des Pacing nicht erreichen kann, wenn man nicht
wirklich das Herzminutenvolumen mißt.

PURSCHKE: Ich kann das nur unterstützen. Wir haben eine ganze
Reihe von Beobachtungen gemacht, in denen bei einer Spontanfre-
quenz von z. B. 70 Schlägen pro min ein sehr niedriges Herzminutenvolumen bestand, bei 90 Schlägen pro min keine wesentliche Steigerung des Herzminutenvolumens resultierte, sondern
erst bei einer Stimulationsfrequenz von 110 Schlägen pro min
das Herzminutenvolumen deutlich anstieg. Es gab andererseits
Situationen, in denen eine Reduzierung der Herzfrequenz eine
deutliche Steigerung des Herzminutenvolumens zur Folge hatte,
über eine Steigerung des Herzschlagvolumens. Die optimale Frequenz variiert individuell offensichtlich sehr stark. Man muß
in der Tat das Herzminutenvolumen und damit das Herzschlag-
volumen messen, wenn man eine Frequenzoptimierung im Einzelfall erreichen will.

HAIDER: Herr LENNARTZ, wie behandeln Sie die Hyperthermie, nur
medikamentös oder auch physikalisch?

LENNARTZ: Die erhöhte Temperatur bei diesem Patienten wird sich
in aller Regel nach Behebung des "low output" spontan wieder nor-

malisieren. Wir versuchen primär, die Patienten unter Sedierung physikalisch abzukühlen. Bei einer hochgradigen Zentralisation, bzw. bei einem massiven Low-output-Syndrom, gelingt es aber praktisch nicht, mit physikalischen Maßnahmen die Temperatur zu senken, wenn das Low-output-Syndrom nicht beseitigt wird.

KREUZER (Stuttgart): Herr LENNARTZ, Sie sagen, Sie wollen durch Pacing die Frequenz der Temperatur anpassen. Das verstehe ich nicht ganz.

LENNARTZ: Bei sehr hohen Körpertemperaturen ist der Sauerstoff-verbrauch des Organismus gesteigert. Man sollte durch das Pacing versuchen, das Herzminutenvolumen etwas zu steigern, um dadurch die Stoffwechselsituation des Patienten zu verbessern.

KREUZER: Bei diesen kardial geschädigten Patienten im Low-output-Syndrom gibt es irgendwo das größtmögliche Schlagvolumen oder Herzminutenvolumen bei einer bestimmten Frequenz. Bei einem herzgesunden Patienten wäre natürlich bei einer erhöhten Körper-temperatur das Herzminutenvolumen höher. Ich glaube bloß nicht, daß man davon ausgehen kann, bei Patienten mit einem Low-output-Syndrom - ein Gesunder hätte bei 39° C Körpertemperatur eine Frequenz von 110 Schlägen pro min - müßte folglich in Analogie ebenfalls die Herzfrequenz auf 110 Schläge pro min gesteigert werden. Das kann man nicht so generell sagen, denn es kann sehr wohl Patienten geben, die bei 90 Schlägen pro min ihr optimales Herzminutenvolumen haben.

ANWENDUNG DER INTRAAORTALEN BALLONGEGENPULSATION (IABP) BEI DER THERAPIE DES POSTOPERATIVEN LOW-OUTPUT-SYNDROMS IN DER HERZCHIRURGIE*

R. De Vivie, D. Kettler, K. Hellberg, G. Kläß und J. Kontokollias

Mit der intraaortalen Ballongegenpulsation steht für die Behandlung des Low-output-Syndroms nach herzchirurgischen Eingriffen ein sicheres Verfahren zur mechanischen Entlastung des hypoxämisch geschädigten Herzens zur Verfügung.

Auf der einen Seite wird durch die systolische Drucksenkung der linksventriculäre Energiebedarf vermindert. Auf der anderen Seite wird durch die diastolische Druckerhöhung, durch die eine Steigerung der Myokarddurchblutung sowohl des linken als auch des rechten Ventrikels erreicht wird, das O_2-Angebot und damit auch die Energiebilanz beider Ventrikel verbessert. Abb. 1 verdeutlicht den durch IABP veränderten Verlauf der Coronardurchblutung, die nach GREGG zu 70% - 90% während der Diastole stattfindet (7). Mit dieser Form der Kreislaufassistenz besteht die Möglichkeit durch Verbesserung und Ausgleich der myokardialen Energiebilanz die Erholung von reversibel geschädigtem Herzmuskelgewebe günstig zu beeinflussen.

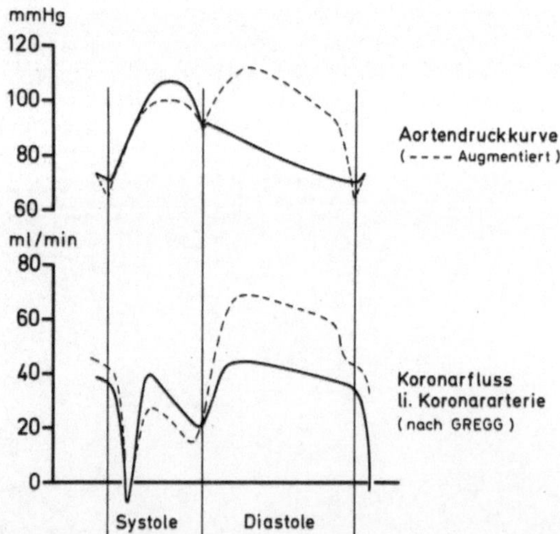

Abb. 1. Durchblutung der linken Coronararterie (ml/min) in Abhängigkeit vom Aortendruck während eines Herzcyclus (normaler Ablauf: durchgezogene Linie; durch die IABP veränderter Verlauf: gestrichelte Linie)

*Mit Unterstützung der Deutschen Forschungsgemeinschaft im Rahmen des SFB 89 - Kardiologie Göttingen.

Angesichts der nach wie vor recht gegensätzlichen Literaturangaben (1, 4, 5, 6, 8, 9, 10, 15) über die Effektivität der IABP haben wir an 2 Modellen einer tierexperimentell erzeugten Herzschädigung den Einfluß der IABP auf Hämodynamik und Coronardurchblutung geprüft:

1. Coronarserienligatur des Ramus anterior descendens der linken Coronararterie.
2. Arterielle Hypoxie durch O_2-Mangelbeatmung nach vorhergehender β-adrenerger Blockade (1,5 mg/kg Propranolol).

Die Versuche wurden in jeder Gruppe an 8 Bastardhunden durchgeführt. Alle Tiere erhielten eine Piritramid-Narkose in Verbindung mit Lachgas (kontrollierte Beatmung) und wurden nach Bedarf mit Diallyl-Nortoxiferin (Alloferin) relaxiert.

Tierexperimentelle Ergebnisse

Mit beiden Verfahren war es möglich, eine hämodynamische Situation zu erzeugen, die den Verhältnissen bei einem kardiogenen Schock oder bei einem Low-output-Syndrom in der Klinik nahekommen. So wurde der systolische Druck auf 86 bzw. 90 mmHg gesenkt, der linksventriculäre enddiastolische Druck stieg auf 14 bzw. 11 mmHg und der mittlere Pulmonalarteriendruck auf 18 bzw. 24 mmHg. Die Werte von dp/dt_{max} gingen nahezu um den Faktor 2 auf 1022 bzw. 1298 mmHg/sec zurück.

Die Coronarserienligatur bewirkte nach Ausschaltung des umschriebenen Myokardbezirkes eine paradoxe Wandbewegung dieser Region.

Bei dem zweiten Modell wurde eine Schädigung des gesamten Myokards durch arterielle Hypoxämie mittels O_2-Mangelbeatmung hervorgerufen. Eine vorhergehende β-Blockade mit 1,5 mg/kg Propranolol diente der Ausschaltung von Rhythmusstörungen und der besseren Stabilisierung dieses Schädigungszustandes. Die angestrebten hämodynamischen Veränderungen stellten sich bei individuell recht unterschiedlichen arteriellen Sättigungen zwischen 20 und 50% ein, sie konnten über 35 Minuten in einem ausreichenden "steady state" gehalten werden.

Der Sauerstoffverbrauch des Herzens (E_g) wurde mit Hilfe des von BRETSCHNEIDER u. Mitarb. (2, 3) eingeführten Parameters über die hämodynamischen Einzelgrößen bestimmt. Mittels Division durch die $AVDO_2$ wurde daraus dann die Coronardurchblutung ($\dot{V}_{cor}$) berechnet.

Die hämodynamischen Ausgangsverhältnisse entsprachen in beiden Versuchsserien den bekannten Ruhebedingungen beim Hund (11). In beiden Untersuchungsreihen hatte die IABP unter Kontrollbedingungen nur eine geringfügige Beeinflussung der hämodynamischen und energetischen Situation des Herzens zur Folge. Die kleine und nicht signifikante Verminderung des myokardialen Sauerstoffbedarfes durch die IABP war überwiegend auf die systolische Drucksenkung und die Reduktion von dp/dt_{max} zurückzuführen. Die Coronardurchblutung änderte sich durch die IAPB nicht wesentlich, da bei etwa gleichbleibendem O_2-Bedarf der coronare Widerstand auf den durch IABP erhöhten Perfusionsdruck über die Autoregulation mit einem Anstieg reagierte.

Nach Herzschädigung durch Coronarserienligatur war unter dem akuten Einfluß der IABP (20 min Behandlungsdauer) eine deutliche energetische Entlastung des Herzens festzustellen. Mit der Erhöhung des maximalen (22%) und des mittleren (23%) diastolischen Aortendruckes stieg die Coronardurchblutung ($\dot{V}_{cor}$) um 23% an. Der myokardiale Sauerstoffverbrauch änderte sich nur geringfügig, da die $AVDO_2$ des Coronarblutes um 16% abnahm (Abb. 2).

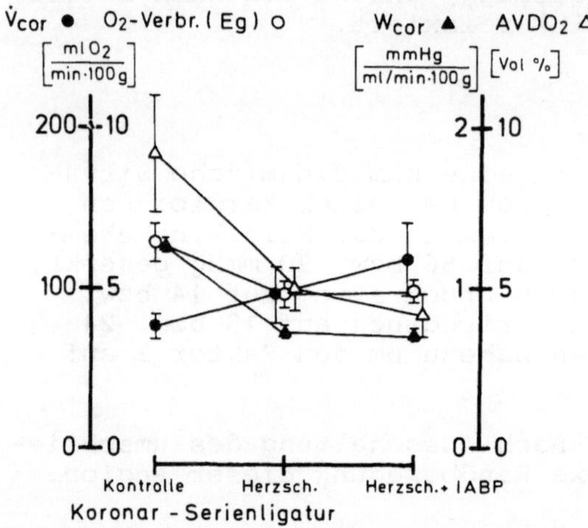

Abb. 2. Verhalten von Coronardurchblutung ($\dot{V}_{cor}$), O_2-Verbrauch (E_g) des linken Ventrikels, $AVDO_2$ und Coronarwiderstand (W_{cor}) unter Kontrollbedingungen, nach Coronar-Serienligatur und unter Herzschädigung nach IABP. Nach Herzschädigung fällt die $AVDO_2$ erheblich ab, die Coronardurchblutung steigt an und der O_2-Verbrauch wird kleiner. Unter dem Einfluß des IABP bleibt der Energiebedarf etwa gleich. Bei weiterer Senkung der $AVDO_2$ von 5 auf 4,2 Vol.% nimmt die Coronardurchblutung bei gleichbleibendem coronaren Widerstand weiter um 23% zu

Die Verbesserung der Energiebilanz und des Suffizienzgrades, der sich auch in einem Anstieg des HZV-Index um 10% ausdrückte, kommt auch in der Reduktion des linksventriculären enddiastolischen Druckes um 27% zum Ausdruck (14).

Nach Herzschädigung durch arterielle Hypoxie kombiniert mit β-Blockade ergaben sich ähnliche Resultate: maximaler und mittlerer Aortendruck wurden durch die IABP signifikant angehoben (15% bzw. 16%). Die Zunahme der Coronardurchblutung ($\dot{V}_{cor}$) um 24% war bei diesem Modell relativ zur diastolischen Druckanhebung noch ausgeprägter als bei der Coronar-Serienligatur (Abb. 3 und 4) (12, 13).

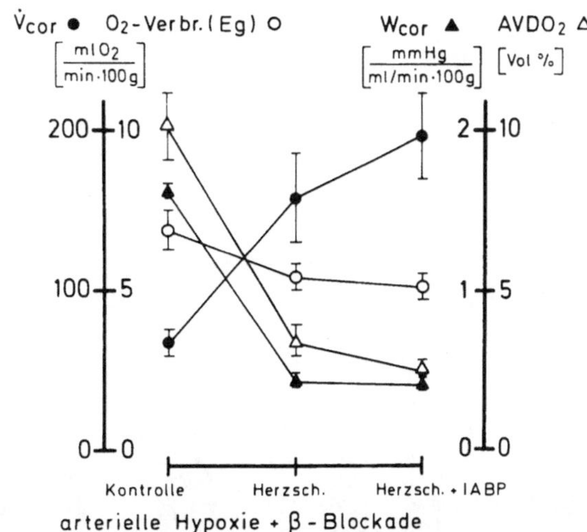

Abb. 3. Verhalten von Coronardurchblutung (V̇$_{cor}$), O$_2$-Verbrauch (E$_q$) des linken Ventrikels, AVDO$_2$ und Coronarwiderstand (W$_{cor}$) unter Kontrollbedingungen, nach arterieller Hypoxie kombiniert mit β-Blockade und unter Herzschädigung nach IABP.
Durch die arterielle Hypoxie wird die AVDO$_2$ stark reduziert; die durch die arterielle Hypoxie bedingte Erniedrigung des coronaren Widerstandes hat eine Erhöhung der Coronardurchblutung um 126% zur Folge; der O$_2$-Verbrauch nimmt ab, mitbedingt durch die β-Blockade. Unter diesen Bedingungen kann die Coronardurchblutung durch die IABP bei gleichbleibendem coronaren Widerstand um + 24% gesteigert werden. Der myokardiale O$_2$-Verbrauch und die AVDO$_2$ des Coronarblutes ändern sich nur wenig

Bei der hypoxämischen Myokardschädigung mit weitgehender Erschöpfung der Coronarreserve ist die Autoregulation vollständig ausgeschaltet, so daß die Coronardurchblutung allein vom Perfusionsdruck und der myokardialen Komponente des coronaren Widerstandes abhängig ist.

Klinische Anwendung

Nach den tierexperimentellen Voruntersuchungen haben wir die intraaortale Ballongegenpulsation seit Ende 1974 in der Klinik eingesetzt. Die Versuche haben gezeigt, daß die IABP unterhalb eines kritischen systolischen arteriellen Druckes von etwa 60 - 70 mmHg - entsprechend der Aortencompliance-Kennlinie - nicht effektiv ist. Die IABP-Behandlung sollte beim postoperativen Low-output-Syndrom daher unverzüglich eingeleitet werden, wenn nach Volumenauffüllung eine steigende Dosis von Katecholaminen zur Erhaltung eines ausreichenden Systemdruckes benötigt wird. Als Kriterien für eine unzureichende Förderleistung des Herzens haben wir die in Tabelle 1 aufgeführten Parameter herangezogen.

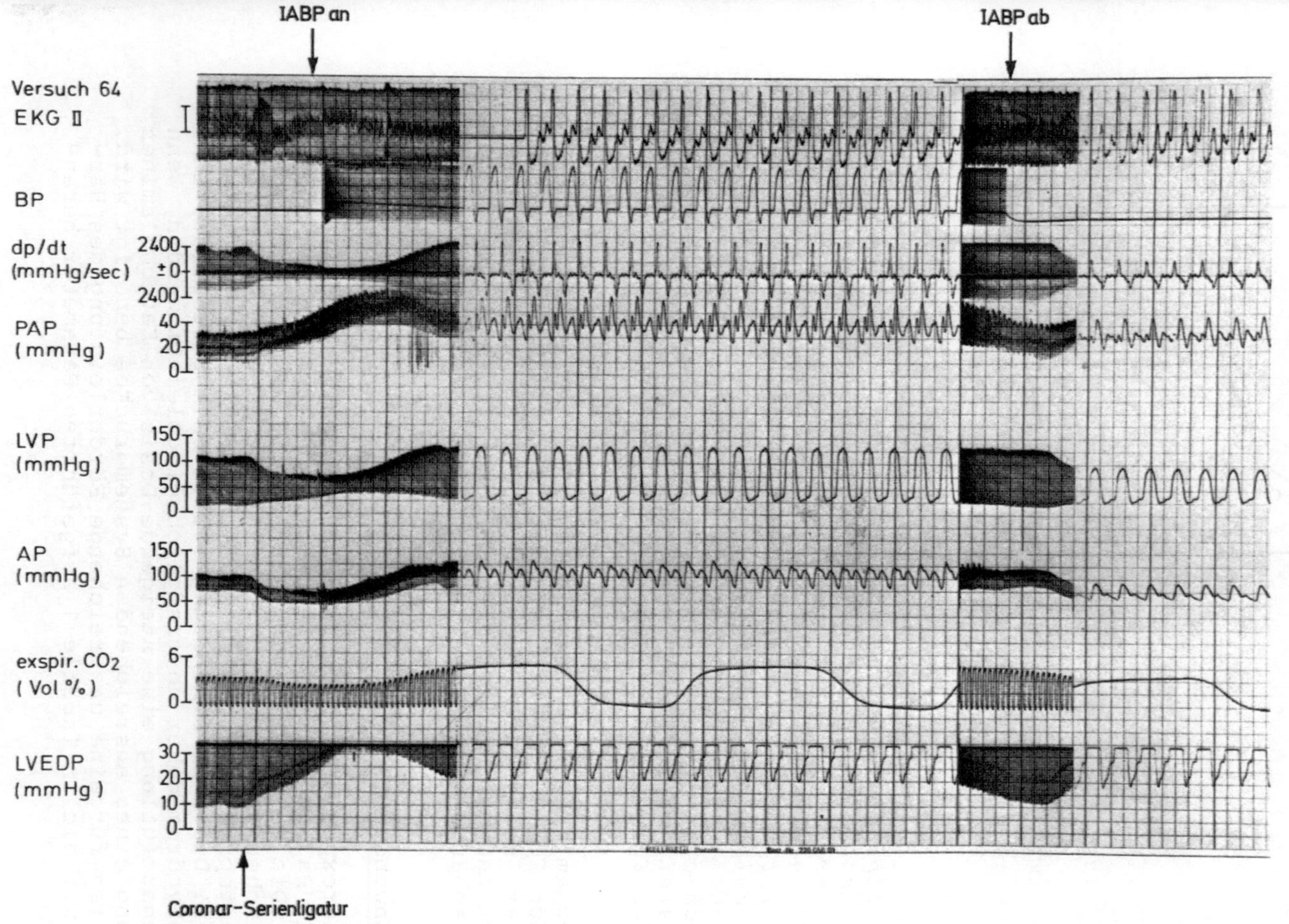

Abb. 4. Originalregistrierung eines Hundeversuches. Akutes Herzversagen nach Coronar-Serienligatur. Verbesserung und Stabilisierung der Hämodynamik durch rechtzeitigen Einsatz der IABP. Von oben nach unten sind folgende Größen registriert: EKG (Extremitätenableitung II), Ballondruck, Druckanstiegsgeschwindigkeit, Pulmonalarteriendruck, Druck im linken Ventrikel, Aortendruck, exspiratorischer CO2-Gehalt, linksventriculärer enddiastolischer Füllungsdruck

Tabelle 1. Parameter für die Indikation zur assistierten Zirkulation bei unzureichender Förderleistung des Herzens - unter den Bedingungen annähernd
normaler Werte des Ruhe-Energiebedarfs, der arteriellen O_2-Sättigung, der
O_2-Kapazität und des Blut-Volumens

1. zentral-venöse O_2-Sättigung	unter 60%
2. Herz-Zeit-Volumen	unter 2,0 l/min/m^2
3. mittlerer Aortendruck	unter 70 mmHg
4. zentral-venöser Druck	über 15 mmHg
5. Pulmonal-"Capillardruck"	über 20 mmHg
6. enddiast. lk. Ventrikeldruck	über 15 mmHg
7. Urinproduktion	unter 20 ml/Std

Tabelle 2 zeigt eine Übersicht der mit IABP behandelten Patienten. In Gruppe A sind 3 Patienten zusammengefaßt, bei denen unmittelbar postoperativ ein Low-output-Syndrom bestand. Obwohl
mit der IABP bei ausgeglichenen Volumenverhältnissen gute hämodynamische Effekte erzielt werden konnten, stellten unstillbare
chirurgische Blutungen bei diesen Patienten eine Limitierung
dieser Therapie dar.

Gruppe B besteht aus 2 Patienten, die sich bereits 20 Std im
kardiogenen Schock befanden. Trotz hochdosierter Katecholamin-
gaben waren die systolischen Blutdruckwerte nicht über 50 mmHg
anzuheben. Kein Patient aus diesen beiden Gruppen überlebte.

Bei den in Gruppe C zusammengefaßten 10 Patienten haben wir unter Berücksichtigung der o.g. Kriterien zur Indikation der IABP-
Therapie die assistierte Zirkulation frühzeitig eingesetzt. Bei
8 Patienten wurde der Kreislauf nach guter hämodynamischer Effektivität durch die IABP stabilisiert. Zwei von ihnen starben
2 bzw. 3 Tage später an cerebralen Komplikationen, die anderen
überlebten und wurden aus dem Krankenhaus entlassen. Es ist her-
vorzuheben, daß sich unter den Überlebenden der Gruppe C 2 Kinder befanden. Der Versuch, die IABP an 3 weiteren Kindern, die
in der Gruppe D aufgeführt sind, anzuwenden, scheiterte an in-
adäquaten Ballongrößen.

Abb. 5 und 6 zeigen die erfolgreichen Behandlungsverläufe eines
9jährigen Jungen und eines 55jährigen Mannes mit postoperativem
Low-output-Syndrom nach Eingriffen am offenen Herzen. Auf Abb. 7
sind Originalregistrierungen des 55jährigen Patienten während
der Phase des schrittweisen Absetzens der IABP dargestellt.

Schlußfolgerungen

Zusammenfassend darf festgestellt werden, daß der IABP bei der
Behandlung des Low-output-Syndroms in Hinblick auf eine günstige Beeinflussung des Mißverhältnisses von myokardialem Sauer-
stoff-Angebot und Sauerstoff-Bedarf eine entscheidende Bedeutung zukommt. Im Gegensatz hierzu ist bei längerdauernder medikamentöser Behandlung des kardiogenen Schocks mit Katecholaminen keine wesentliche Änderung der myokardialen Energiebilanz
zu erwarten, da bei dieser Therapieform die diastolische Blut-
drucksteigerung, d. h. die Steigerung des coronaren Perfusions-

Tabelle 2. Klinische Erfahrungen mit der INTRA-AORTALEN Ballongegenpulsation

		Diagnose	Indikation	Verlauf
A.	K.R. m. 25 a	AKE	HLM-abhängig	1 h IABP, Chir. Blutg. ... Ex. L.
	Q.E. w. 45 a	MKE	HLM-abhängig	1 h IABP, Chir. Blutg. ... Ex. L.
	M.H. m. 53 a	CH, Aneur.	6 h L.O.S.	6 h IABP, Koag. Defekt ... Ex. L.
B.	M.L. w. 43 a	MKE, TKE, II	über 20 h Kard. Schock, trotz	n. 14 h IABP ... Ex. L.
	A. H. m. 30 a	MKE, Myok.	Katecholamingabe RR: 40–50 mmHg	n. 26 h IABP ... Ex. L.
C.	W.E. m. 30 a	MKE	12 h L.O.S., Herzstillstand	n. 12 h IABP stabil, Hirntod 3.d
	S.H. m. 53 a	CH, ACB	7 h L.O.S., Herzstillstand	n. 16 h IABP instabil, L.O.S.
			L.O.S. n. Re-Thorakotomie	n. 10 h IABP stabil, Hirntod 4.d
	W.C. w. 36 a	AKE, MKK	8 h L.O.S.	n. 19 h IABP stabil o.B.
	P.H. m. 43 a	AKE	8 h L.O.S.	n. 11 h IABP stabil o.B.
	S.F. m. 55 a	CH, Aneur. Emb.	28 h L.O.S.	n. 40 h IABP stabil o.B.
	H.U. w. 31 a	AKE	2 h L.O.S.	n. 20 h IABP stabil o.B.
	S.U. m. 12 a	TGA, Rastelli	14 h L.O.S., Rechtsinsuff.	n. 6 h IABP instabil, L.O.S.
			42 h L.O.S.	n. 17 h IABP stabil o.B.
	S.H. m. 9 a	F.T., MI.	22 h L.O.S., Herzstillstand	n. 9 h IABP stabil o. B.
D.	R.C. m. 10 a	MKE, AKE, III	rez. Kammerflimmern, Kard. Schock	wegen inadäquater Ballongrößen
	H.L. w. 9 a	F.T.	14 h L.O.S.	keine ausreichende Effektivität
	M.O. m. 7 a	F.T.	15 h L.O.S.	der IABP

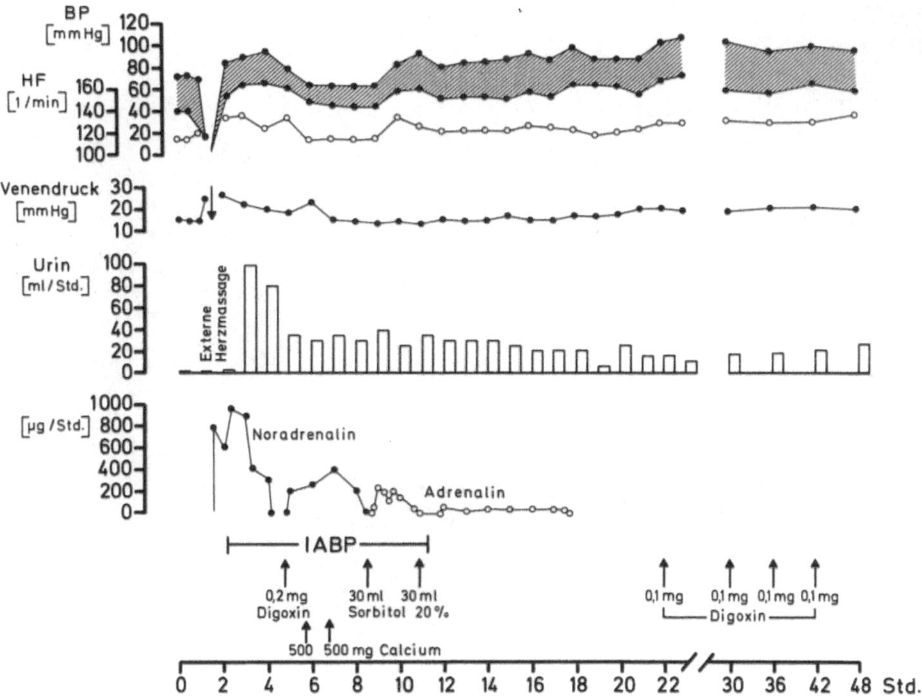

Abb. 5. Schematische Darstellung des Behandlungsverlaufes unter Verwendung des IABP bei einem 9jährigen Jungen mit postoperativem Herzversagen und Herzstillstand 24 Std nach Korrekturoperation einer Fallotschen Tetralogie. Die IABP wurde für die Dauer von 9 Std eingesetzt.
BP - arterieller Blutdruck (schraffiert),
HF - Herzfrequenz (offene Kreise)

druckes, auch mit einer Erhöhung des systolischen Aortendruckes, d. h. mit einem erhöhten myokardialen Energiebedarf, einhergeht.

Bei rechtzeitigem Beginn der assistierten Zirkulation besteht Aussicht, eine Ausdehnung irreversibel geschädigter Myokardbezirke infolge Durchbrechung eines Circulus vitiosus zu verhindern und eine Erholung reversibel geschädigter Zonen zu fördern oder zu ermöglichen. Außerdem wird damit verhindert, daß ein intaktes, aber durch zusätzliche Beanspruchung und hohe Katecholamindosen stark belastetes Myokard überbeansprucht und von der Schädigung mitgegriffen wird.

Das Energiedefizit des Herzens kann mit Hilfe der IABP abgebaut werden. Für den Umschlag einer negativen Energiebilanz in eine positive Energiebilanz kann unter Umständen schon eine geringgradige Verbesserung der Coronarperfusion und bzw. oder eine kleine Senkung des myokardialen Energiebedarfes entscheidend sein (Abb. 8).

Aus den erfolgreichen Behandlungsverläufen der beiden Kinder mit postoperativem Low-output-Syndrom darf geschlossen werden,

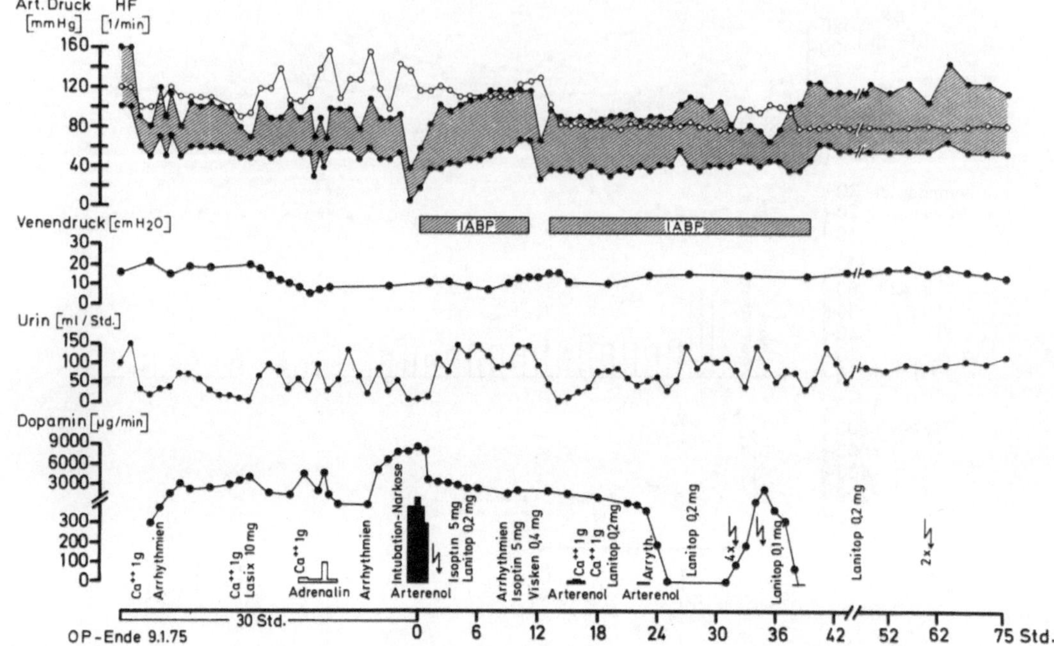

Abb. 6. Schematische Darstellung des Behandlungsverlaufes unter Verwendung der IABP bei einem 55jährigen Patienten mit postoperativem Low-output-Syndrom nach Resektion eines Ventrikelaneurysmas und Coronarembolie. Die IABP-Behandlung wurde 30 Std nach Ende der Operation begonnen und für die Dauer von 40 Std durchgeführt.
HF - Herzfrequenz (offene Kreise)

daß die IABP - mit entsprechend modifizierter Technik - auch bei Kindern mit überzeugendem Erfolg eingesetzt werden kann.

Zusammenfassung

An zwei verschiedenen Formen einer tierexperimentell erzeugten Herzschädigung (in jeder Gruppe 8 Hundeversuche) wurde der Einfluß der IABP auf Hämodynamik und Coronardurchblutung untersucht.

Die ersten klinischen Ergebnisse der IABP-Therapie bei Patienten mit Low-output-Syndrom nach herzchirurgischen Eingriffen werden besprochen. Im Gegensatz zu den Katecholaminen, bei denen eine kreislaufstabilisierende Wirkung mit einer Steigerung des myokardialen Sauerstoffbedarfs verbunden ist, wird die IABP der Forderung nach einer dem Herzen Energie sparenden Kreislaufunterstützung gerecht. Die IABP reduziert durch Senkung des systolischen linksventriculären Druckes den myokardialen Sauerstoffbedarf und erhöht gleichzeitig durch die diastolische Augmentation die Coronardurchblutung. Die Gegenpulsation bietet daher für die Erholung eines reversibel geschädigten Myokards günstigere Bedingungen und vermag der Ausdehnung von irreversibel geschädigtem Myokard entgegenzuwirken.

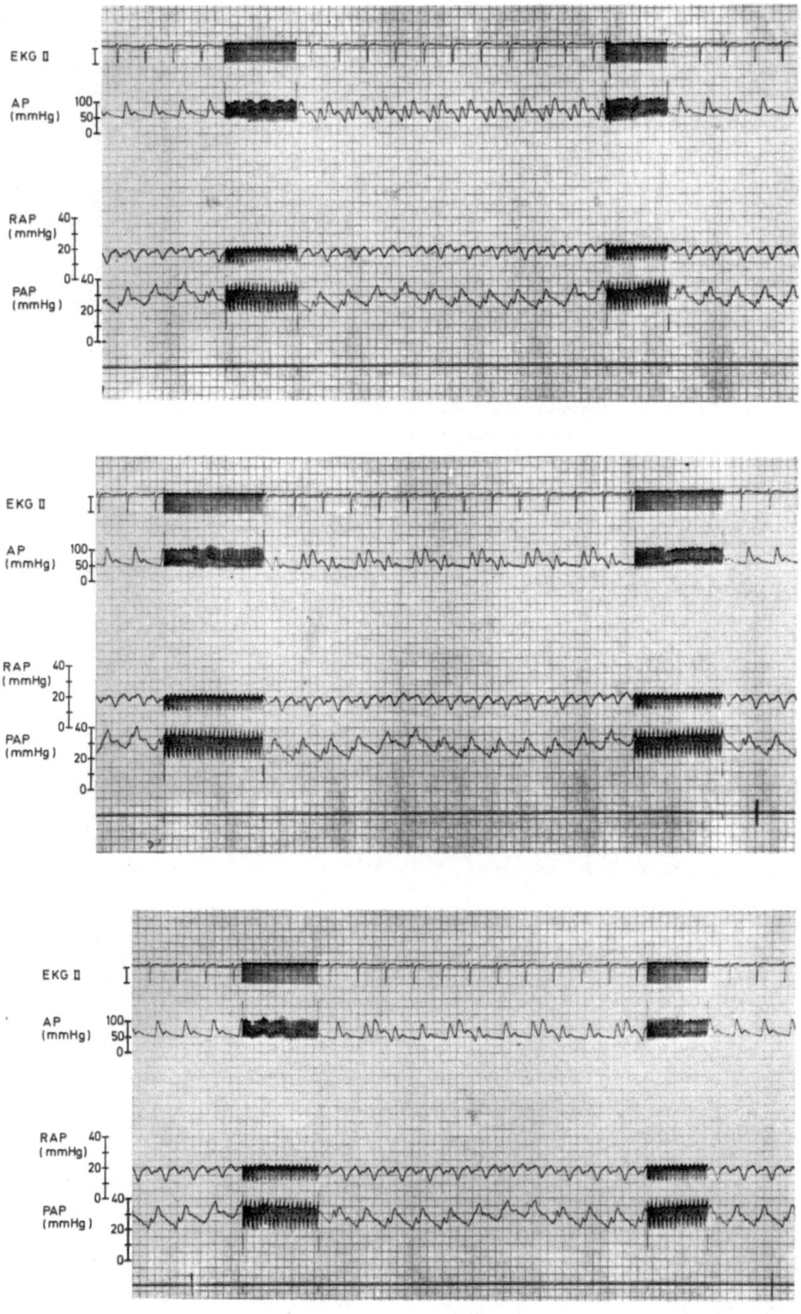

Abb. 7. Originalregistrierungen des mit IABP behandelten 55jährigen Patienten während der Phase des schrittweisen Absetzens der IABP. Es sind von oben nach unten verschiedene Einstellungen des Pumprhythmus im Verhältnis zur Herzfrequenz dargestellt: 1 : 1, 1 : 2 und 1 : 3. EKG II = EKG (Extremitätenableitung II), AP = zentraler Aortendruck, RAP = Druck im rechten Vorhof, PAP = Pulmonalarteriendruck

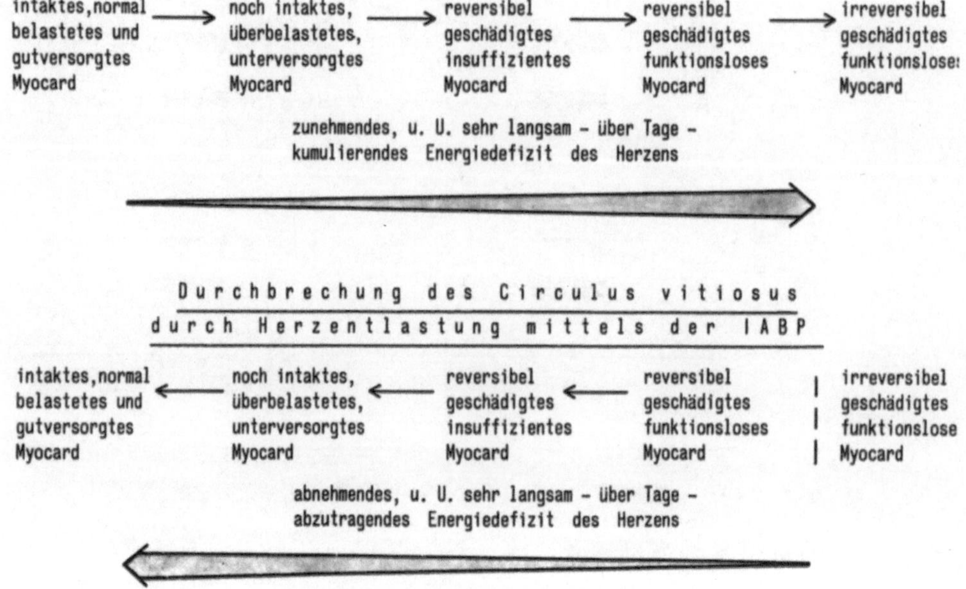

Abb. 8. Schematische Darstellung des Circulus vitiosus beim Low-output-Syndrom, der durch den Einsatz der intraaortalen Ballon-pulsation (IABP) durchbrochen werden kann

Literatur

1. BREGMANN, D., GOETZ, R. H.: Clinical experience with a new cardiac assist device. The dual chambered intraaortic balloon assist. J. thorac. cardio-vasc. Surg. 62, 577 (1971)
2. BRETSCHNEIDER, H. J., GOTT, L. A., HENSEL, I., KETTLER, D., MARTEL, J.: Ein neuer komplexer haemodynamischer Parameter aus 5 additiven Gliedern zur Bestimmung des O_2-Bedarfs des linken Ventrikels. Pflügers Arch. ges. Physiol. 319, 14 (1970)
3. BRETSCHNEIDER, H. J.: Die haemodynamischen Determinanten des myokardialen Sauerstoffverbrauches. In: Die therapeutische Anwendung beta-sympathiko-lytischer Stoffe, 4. Rothenburger Gespräch, 7. und 8. Mai 1971, S. 45. Stuttgart-New York: Schattauer 1972
4. BUCKLEY, M. J., CRAVER, J. M., GOLD, H. K., MUNDTH, E. D., DAGGETT, W. M., AUSTEN, W. G.: Intraaortic balloon pump assist for cardiogenic shock after cardiopulmonary bypass. Suppl. 3, Circulation 47/48, 90 (1973)
5. DILLEY, R. B., ROSS, J. Jr., BERNSTEIN, E. F.: Serial hemodynamics during intraaortic balloon counterpulsation for cardiogenic shock. Circulation 47/48, Suppl. 3, 99 (1973)
6. DUNKMANN, B. W., LEINBACH, R. C., BUCKLEY, M.J., MUNDTH, E. D., AUSTEN, W. G., KANTROWITZ, A. R., SANDERS, C. A.: Clinical and hemodynamic re-sults of intraaortic balloon pumping and surgery for cardiogenic shock. Circulation 46, 465 (1972)
7. GREGG, D. E.: Physiology of the coronary circulation. Ann. N. Y. Acad. Sci. 90, 145 (1962)

8. GROSSER, K. D., HELLER, A.: Zur Behandlung des kardiogenen Schocks mit
   der aortalen Ballonpuslation. Symposion der Biomediziner Erlangen, Mai
   1973, S. 155
9. KALMAR, P., SCHALDACH, M., BLEESE, N., LUCKMANN, E.: Klinische Erfahrungen mit der intraaortalen Ballonpumpe. Langenbecks Arch. Chir. Suppl.
   Forum 321 (1972)
10. KENNEDY, J. H., BRICKER, D. L.: Criteria for selection of patients for
    circulatory support. Amer. J. Cardiol. 27, 33 (1971)
11. KETTLER, D.: Sauerstoffbedarf und Sauerstoffversorgung des Herzens in
    Narkose. In: Anaesthesiologie und Wiederbelebung, Bd. 67. Berlin-Heidel-
    berg-New York: Springer 1973
12. KETTLER, D., DE VIVIE, R., HELLBERG, K., KLAESS, G., KONTOKOLLIAS, H.,
    SONNTAG, H.: Increased tolerance to severe arterial hypoxemia after
    beta-adrenergic blockade. Excerpta med. (Amst.) 330, 117 (1974)
13. DE VIVIE, R., KETTLER, D., HELLBERG, K., KLAESS, G., KONTOKOLLIAS, J.:
    Prevention of heart failure in dogs during arterial hypoxaemia by
    means of intra-aortic balloon pumping. Resuscitation 3, 241 (1975)
14. DE VIVIE, R., HELLBERG, K., KETTLER, D., KLAESS, G., SONNTAG, H.:
    Verbesserung der Koronardurchblutung und Kreislaufstabilisierung durch
    intraaortale Ballongegenpulsation (IABP) nach experimenteller Herzschä-
    digung. Thoraxchirurgie (im Druck)
15. WOLNER, E.: Die mechanische Kreislaufunterstützung in Experiment und
    Klinik. Wien. klin. Wschr. 84, 1 (1972)

Intraaortale Gegenpulsation mit der Ballonpumpe (IABP) nach coronarchirurgischen Eingriffen

Ruth Gattiker, M. Turina und W. Meier

An der chirurgischen Universitätsklinik A in Zürich (Prof. Dr.
Å. SENNING) kam die intraaortale Gegenpulsation mit einer AVCO-
Ballonpumpe bei insgesamt 11 Patienten nach kardiochirurgischen
Eingriffen (Mai 1974 bis Mitte Juni 1975) zur Anwendung. Die
Indikation wurde streng gestellt: alle Patienten litten an einem
mit anderen Maßnahmen nicht mehr zu beeinflussenden myokardialen
Versagen. 9mal wurde die Behandlung mit der Ballonpumpe nach coronarchirurgischen Eingriffen, 2mal nach Korrektur schwerer angeborener Herzfehler bei einem 28jährigen Mann und bei einem
3jährigen Kind durchgeführt. Die beiden letzten Fälle sollen
hier nicht besprochen werden, da die Indikation zur IABP zwei-
felhaft war. Beide Patienten sind gestorben.

Tabelle 1 zeigt nähere Angaben über 9 coronarchirurgische Patienten, die postoperativ mit intraaortaler Gegenpulsation behandelt werden mußten. Sie standen im Alter von 42 bis 60 Jahren.
Es handelte sich durchwegs um schwere, mehr oder weniger gene-
ralisierte Störungen der Coronardurchblutung. Die Indikation
zur Behandlung mit IABP bildete immer ein schweres progredientes Linksherzversagen, welches in zwei Fällen zu Kammerflimmern,
in einem zu Asystolie führte. Zwei Patienten machten frische
perioperative Infarkte durch. Bei drei Patienten mußte die Ballonpumpe bereits intraoperativ während des extracorporalen Kreislaufs eingelegt werden, da es unmöglich war, das Herz mit anderen Maßnahmen zur Übernahme der Zirkulation zu bringen. Alle
drei Patienten haben überlebt. Die Gegenpulsationsbehandlung
dauerte durchschnittlich 62,3 Std (4 - 113 Std). Von den hier
dargelegten Fällen sind 2 gestorben, die übrigen 7 konnten in
gutem bis sehr gutem Zustand entlassen werden.

Die außer der Gegenpulsation zusätzlichen notwendigen Behand-
lungsmaßnahmen sind in Tabelle 2 dargestellt. Alle Patienten
mußten kontrolliert beatmet werden, und nur in einem einzigen
Fall gelang es, die Extubation vor Abschluß der IABP-Behandlung
vorzunehmen. 8 von 9 Patienten wurden somit länger beatmet als
die Gegenpulsation dauerte, nämlich im Mittel 125,8 (20 bis 270
Std). Dies ist als weiterer Hinweis zu werten, daß es sich im
vorliegenden Krankengut ausnahmslos um sehr fortgeschrittene
Stadien der myokardialen Insuffizienz handelte. Sämtliche 9
Patienten brauchten während der Pumpenbehandlung zusätzlich
Katecholamininfusionen, nämlich Adrenalin, Orciprenalin und
Dopamin (Tabelle 2), wobei in vielen Fällen zwei Katecholamine
gleichzeitig gegeben wurden. Antiarrhythmica, besonders Lido-
cain, waren in 6 Fällen zur Unterdrückung bedrohlicher Arrhyth-
mien notwendig.

Tabelle 1. Intraaortale Gegenpulsation mit einer AVCO-Ballonpumpe (IABP) nach coronarchirurgischen Eingriffen bei 9 Patienten. - Alter, Geschlecht, Diagnose (Dg), ausgeführte Operation (Op), Indikation zur Behandlung mit IABP, Beginn (in Std postop.) und Dauer (in Std) sowie Erfolg der Behandlung mit IABP

Name Alter, Geschl.	Dg	Op	Indikation zur IABP	Beginn IABP Std postop.	Dauer IABP Std	Erfolg
K.O. 53 m	VWI, HWA, RIVA-V.	Aneurysmekt.	LHV K'fli.	48	22	+
D.F. 46 m	3 - VD	3 x acB	LHV	8	72	s. gut
R.A. 42 m	RIVA-St. (diffuse Cor.-skl.)	1 x acB	Asystolie	17	48	gut
C.R. 46 m	3 - VD	2 x acB	fr. I. K'fli.	7	40	+
O.H. 48 f	3 - VD	3 x acB	LHV	intraop.	98	s. gut
L.H. 54 m	3 - VD	2 x acB	LHV	intraop.	4	s. gut
S.H. 60 m	3 - VD	2 x acB	LHV	4	113	gut
E.B. 58 m	HWA 2 - VD	Aneurysmekt. 2 x acB	fr. I. LHV	40	74	gut
W.J. 51 m	3 - VD	3 x acB	LHV	intraop.	90	s. gut

VWI = Vorderwandinfarkt, HWA = Herzwandaneurysma, RIVA-V. (St.) = Ramus interventricularis ant.-Verschluß (Stenose), 2, 3 - VD = 2, 3 - "Vessel-Disease", acB = aorto-coronarer Bypass, LHV = Linksherzversagen, K'fli. = Kammerflimmern, fr.I. = frischer Infarkt

154

Tabelle 2. Zusätzliche Maßnahmen bei 9 coronarchirurgischen Patienten, die mit IABP behandelt
wurden. Mittlere Dauer der IABP = Behandlung
62,3 Std (4 - 113 Std)

kontrollierte Beatmung:	9 Pat.
mittlere Dauer	125,8 Std
min/max	20 - 270 Std
Katecholamine:	
Adrenalin	8 Pat.
Orciprenalin	4 Pat.
Dopamin	7 Pat.
Antiarrhythmica:	6 Pat.

Abb. 1 zeigt den Verlauf eines Einzelfalles. Es handelt sich um
einen 42jährigen Mann, der nach Anlegen eines RIVA-Bypasses bei
schwerer generalisierter Coronarsklerose wegen Nachblutung
rethorakotomiert werden mußte. Nach den beiden operativen Eingriffen glitt der Patient in ein progredientes Linksherzversagen
hinein, das medikamentös nicht mehr aufzuhalten war. Ein extre-
mes Low-output-Syndrom mit Tachykardie, Blutdruckabfall, Anstieg
des zentralvenösen Druckes und Oligurie führte schließlich zur
Asystolie. Unmittelbar nach der Reanimation wurde die intraaortale Gegenpulsation angelegt. Die Kreislaufverhältnisse stabili-
sierten sich langsam, und die Urinausscheidung kam zuerst allmählich, dann überschießend, wieder in Gang. Nach 48 Std konnte
der Patient von der Gegenpulsation, und weitere 24 Std später
auch von der kontrollierten Beatmung weggenommen werden.

Komplikationen der intraaortalen Gegenpulsation traten in 3 Fällen auf (Thrombose der A. iliaca, Stenose der A. femoralis, Dis-
sektion der Aorta bei schweren generalisierten Gefäßveränderun-
gen).

Die intraaortale Gegenpulsation in Kombination mit kontrollierter Beatmung und medikamentöser Behandlung hat sich in unseren
Fällen von schwerem Linksherzversagen nach coronarchirurgischen
Eingriffen als eine wesentliche und sehr effektive Maßnahme zur
Unterstützung des linken Ventrikels und Verbesserung der Coronardurchblutung erwiesen, ohne die alle hier erwähnten Patienten
gestorben wären.

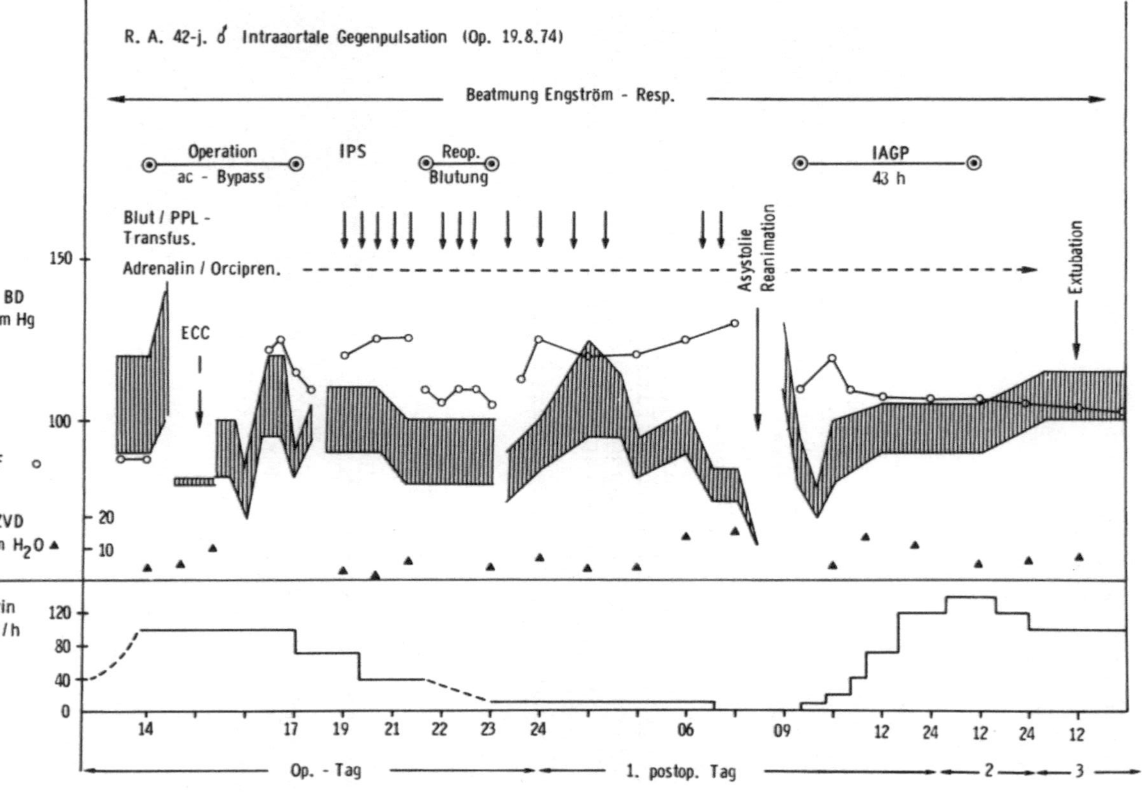

Abb. 1. 42jähriger Mann mit diffuser schwerer Coronarsklerose und Stenose des Ramus interventricularis anterior (RIVA), bei dem am 1. Tag nach der Operation wegen zunehmendem Linksherzversagen und Asystolie eine Behandlung mit intraaortaler Gegenpulsation (IABP) durchgeführt wurde. - Ordinate: Blutdruck (BD), schraffiert, Herzfrequenz (HF), leere Kreise, Zentralvenendruck (ZVD), ausgefüllte Dreiecke, Urinausscheidung in ml pro Stunde (ml/h). Abszisse: Tageszeit, Phase (OP.-Tag, 1.,2.,3.postop. Tag)

INDIKATIONEN ZUR INTRAAORTALEN BALLONPULSATION

P. Spiller und F. Loogen

Nach den beiden Referaten über die Ergebnisse der intraaortalen
Ballonpulsation (IABP) nach kardiochirurgischen Eingriffen soll
im folgenden zu den derzeitigen Indikationen Stellung genommen
werden.

Als anerkannte _Indikationen_ zum Einsatz der IABP (Tabelle 1, Teil A)
können heute gelten:
1. der kardiogene Schock nach Myokardinfarkt, insbesondere bei
Ventrikelseptumdefekt oder Mitralinsuffizienz,
2. das intraoperative Linksherzversagen, d. h. die Unmöglichkeit,
unter ausreichenden Kreislaufverhältnissen von der extracorporalen Zirkulation abzukommen, und
3. der kardiogene Schock in der postoperativen Phase nach kardiochirurgischen Eingriffen.

Tabelle 1. Übersicht über die derzeitigen
Indikationen zur intraaortalen Ballonpulsation

A. Anerkannt

1. Kardiogener Schock nach Myokardinfarkt
2. Intraoperatives Linksherzversagen
3. Kardiogener Schock nach kardiochirurgischen Eingriffen

B. Geprüft

1. Medikamentös nicht beherrschbare
   Angina pectoris
2. Ischämiebedingte Rhythmusstörungen

C. Diskutiert

1. Myokardinfarkt ohne Schock
2. Septischer Schock
3. Prophylaktische Unterstützung

Während der Einsatz der IABP nach kardiochirurgischen Eingriffen
aufgrund der bisherigen Erfahrungen erfolgversprechend zu sein
scheint (1, 2), hat die assistierte Zirkulation beim kardiogenen
Schock nach _Myokardinfarkt_ zu keiner eindeutigen Senkung der
Letalität geführt (3, 4). In diesen Fällen sollte die Indikation
zur IABP nur dann gestellt werden, wenn bei Abhängigkeit des Patienten von der Ballonpumpe die Möglichkeit besteht, coronar-
angiographische Untersuchungen und gegebenenfalls coronarchirurgische Maßnahmen durchzuführen.

Diese Forderung gilt auch für die beiden nächsten Indikationen (Tabelle 1, Teil B). Nach Untersuchungen insbesondere von GOLD u. Mitarb. (5) kann die IABP in vielen Fällen mit medikamentös nicht beherrschbarer Angina pectoris (also z. B. dem sog. Prä-Infarkt-Syndrom) zu einer Besserung des Beschwerdebildes führen. Bei diesen Patienten werden vor dem Einsatz der Pumpe als Zeichen einer myokardialen Ischämie signifikante Veränderungen des EKGs (z. B. massive Rhythmusstörungen) und/oder hämodynamischer Parameter (z. B. Anstieg des arteriellen oder linksatrialen Drucks) im anginösen Anfall gefordert. Da der Effekt der IABP jedoch nur vorübergehend und symptomatisch sein kann, muß bei den beiden genannten Indikationen unbedingt die Invasivität des Verfahrens berücksichtigt werden. Man sollte in diesen Fällen u. E. eine frühzeitige Coronarangiographie und Ventriculographie mit eventuellen coronarchirurgischen Maßnahmen dem Einsatz der Ballonpumpe vorziehen.

Es folgen 3 Indikationen, bei denen die IABP wiederholt diskutiert und in Einzelfällen auch eingesetzt worden ist (Tabelle 1, Teil C).
Zu 1: Bisher ist nicht sicher erwiesen, daß die IABP beim unkomplizierten Myokardinfarkt zu einer Verkleinerung der Infarktgröße führt.
Zu 2: BERGER u. Mitarb. (6) haben die IABP bei 2 Fällen mit septischem Schock und coronarer Herzerkrankung erfolgreich eingesetzt. Größere Erfahrungen liegen bisher nicht vor.
Zu 3: Bei einer prophylaktischen Unterstützung, z. B. im Rahmen kardiochirurgischer Eingriffe, sind einerseits der geringe Effekt der IABP bei normaler hämodynamischer Ausgangslage und andererseits die Invasivität des Verfahrens zu berücksichtigen.
Bei angiographischen Untersuchungen ist die IABP wohl fast immer entbehrlich.

Als wesentliche Kontraindikationen zum Einsatz der IABP sind Aneurysmen der Aorta descendens oder Aorta abdominalis zu nennen. Kontraindikationen, deren Wertigkeiten im Einzelfall abgewogen werden müssen, sind eine Aorteninsuffizienz, eine periphere Gefäßerkrankung und eine Schockdauer von mehr als 8 Std.

Werden nur die 3 in Tabelle 1, Teil A, aufgeführten und allgemein anerkannten Indikationen für den Einsatz der IABP berücksichtigt, so muß bei der Indikationsstellung die Definition des kardiogenen Schocks erfüllt sein. Nach Angaben der Myocardial Infarction Research Unit liegt ein kardiogener Schock dann vor, wenn trotz medikamentöser Therapie
1. der systolische arterielle Druck weniger als 80 mmHg beträgt bzw. 80 mmHg niedriger liegt als vor dem Schock,
2. der "cardiac index" kleiner als 2,0 l/min/m^2 ist,
3. die Urinausscheidung unter 20 ml/Std beträgt und
4. das entsprechende klinische Bild mit peripherer und cerebraler Minderdurchblutung vorliegt.

Damit sind vor dem Einsatz der IABP folgende Vorbedingungen zu erfüllen:

1. Klärung der hämodynamischen Situation mit
   a) blutiger Messung des arteriellen Drucks,
   b) Bestimmung des Herzzeitvolumens und
   c) möglichst Ermittlung des linksventriculären Füllungsdrucks
      durch Messung des Pulmonalarteriendrucks mittels Ballon-
      katheter bzw. des Drucks im linken Vorhof mit intraopera-
      tiv implantiertem Katheter.

Weiterhin sollte
2. der Nachweis der Erfolglosigkeit einer entsprechenden medi-
   kamentösen Therapie mit adäquater Oxygenierung, Ausgleich
   des Säure-Basen-Haushaltes, Rhythmusstabilisierung und Kate-
   cholamin-Medikation in üblicher Dosierung zur Beseitigung
   des Schocks geführt werden.

Die skizzierten diagnostischen und therapeutischen Maßnahmen
gehören zum größten Teil zum Routine-Vorgehen in der Klinik.
Der zeitliche Aufwand für die diagnostischen Eingriffe ist abzuschätzen, medikamentöse Maßnahmen als Therapieversuch müssen
u. E. zeitlich eng begrenzt werden.

Wird die Diagnose "therapierefraktärer kardiogener Schock" oder
"therapierefraktäres postoperatives Linksherzversagen" gestellt,
so sollte man unter Berücksichtigung der geringen Komplikationsrate nicht zögern, die IABP unverzüglich einzusetzen.

Nach unseren bisherigen Erfahrungen kann mit einer Senkung der
Letalität bei Patienten im kardiogenen Schock nur dann gerech-
net werden, wenn die IABP frühzeitig eingesetzt wird (7).

Offen bleibt die Frage, ob die zahlreichen Mißerfolge mit der
IABP nicht auf die allzu strengen Indikationen zurückzuführen
sind, d. h. ob nicht durch eine erweiterte Indikationsstellung
die Überlebensrate gefährdeter Patienten erhöht werden kann.

Literatur

1. BERGER, R. L., SAINI, V. K., LONG, W., HECHTMANN, H., HOOD, W.: The use
   of diastolic augmentation with the intra-aortic balloon in human septic
   shock with associated coronary artery disease. Surgery 74, 601 (1973)
2. BERGER, R. L., SAINI, V. K., RYAN, T. J., SOKOL, D. M., KEEFE, J. F.:
   Intra-aortic ballon assist for postcardiotomy cardiogenic shock. J. thorac.
   cardiovasc. Surg. 66, 906 (1973)
3. DUNKMAN, W. B., LEINBACH, R. C., BUCKLEY, M. J., MUNDTH, E. D., KANTRO-
   WITZ, A. R., AUSTEN, G., SANDERS, C. A.: Clinical and hemodynamic results
   of intra-aortic balloon pumping and surgery for cardiogenic shock. Circulation 46, 465 (1972)
4. GOLD, H. K., LEINBACH, R. C., SANDERS, C. A., BUCKLEY, M. J., MUNDTH, E.
   D., AUSTEN, W. G.: Intra-aortic balloon pumping for control of recurrent
   myocardial ischemia. Circulation 47, 1197 (1973)
5. PARKER, F. B., NEVILLE, J. F., HANSON, E. L., WEBB, W. R.: Intra-aortic
   balloon counterpulsation and cardiac surgery. Ann. thorac. Surg. 17, 144
   (1974)

6. SCHEIDT, S., WILNER, G., MUELLER, H., SUMMERS, D., LESCH, M., WOLFF, G., KRAKAUER, J., RUBENFIRE, M., FLEMING, P., NOON, G., OLDHAM, N., KILLIP, T., KANTROWITZ, A.: Intra-aortic balloon counterpulsation in cardiogenic shock. New Engl. J. Med. 288, 979 (1973)
7. SPILLER, P., BORNIKOEL, K., KREUZER, H., NEUHAUS, K. L., NIESSEN, H. W., SCHULTE, H. D.: Intraaortale Ballon-Pulsation beim kardiogenen Schock nach kardiochirurgischen Eingriffen. Thoraxchirurgie 23, 364 (1975)

Gemeinsame Diskussion der Vorträge:

KETTLER: Der Einsatz der intraaortalen Gegenpulsation bei der Behandlung des postoperativen Low-output-Syndroms,

GATTIKER: Erfahrungen mit der intraaortalen Gegenpulsation-Ballonpumpe bei schwerem Links-Herzversagen nach kardiochirurgischen Eingriffen

und

SPILLER: Coreferat zur Indikation der intraaortalen Gegenpulsation.

KRAUSS: Beim Einsatz der aortalen Gegenpulsation muß man sich im klaren darüber sein, daß es keine Pumpe ist, sondern nur eine Verschiebung der Drucke, um das Herz-"afterload" zu mindern und die geminderte Coronarperfusion zu verbessern. Wenn man ein schlechtes Herzminutenvolumen, ein Schlagvolumen von weniger als 30 oder 40 ml vorfindet, dann wirkt auch die Ballonpumpe nicht mehr.

HAIDER: Darf ich ganz kurz zeigen, was unsere Chirurgen bzw. Biotechniker in Wien konstruiert haben, um mit der Ballonpumpe völlig mobil zu sein und auch rasch in den Op hineinzukommen: Es ist der sog. "James-Bond-Koffer" (Abb. 1), der alle Schaltungen und Antriebssysteme beinhaltet (Abb. 2) und mittels eines kleinen Reglers (Abb. 3) bedient werden kann.

Wenn wir aus dem Krankengut von 53 gepumpten Patienten (Tabelle 1) nur 2 Punkte herausgreifen wollen, so zeigt sich einerseits zwar bei dem postoperativen Herzversagen nach aorto-coronarem Bypass eine hohe Mortalität von 66%; man muß dabei jedoch bedenken, daß immerhin das restliche Drittel der Patienten gerettet werden konnte, die sonst niemals von der Herz-Lungen-Maschine weggekommen wären.

Stellt man andererseits die Indikation großzügiger, so sieht man in der letzten Zeile die Risikopatienten bei coronarchirurgischen Patienten, die wir bereits präoperativ gepumpt haben, und hier ist die Mortalität mit 17% doch entscheidend besser.

Ob das als Erfolg des geänderten Vorgehens, also des Operierens bzw. Einleitens unter Schutz der Pumpe angesehen werden kann, oder nur aufgrund der erweiterten Indikation, sei dahingestellt.

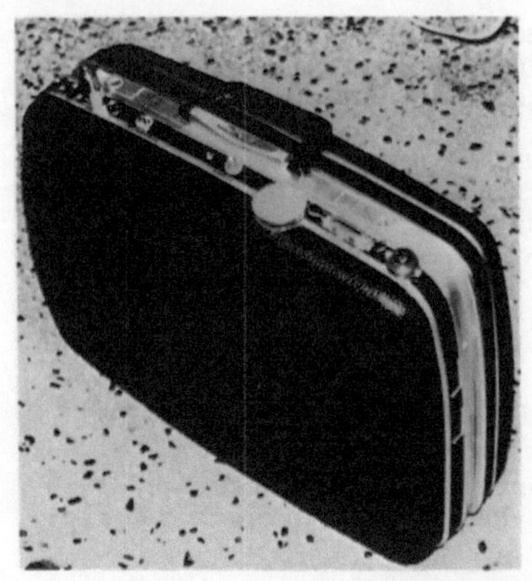

Abb. 1. Koffer mit Ballonpumpe (Außenansicht)

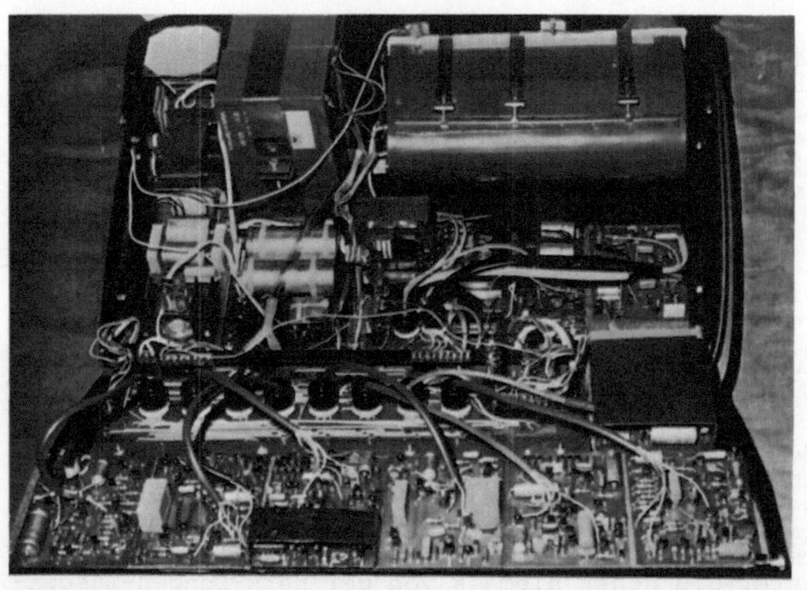

Abb. 2. Innenansicht des Koffers, in dem alle Schaltungen und Antriebsaggregate enthalten sind

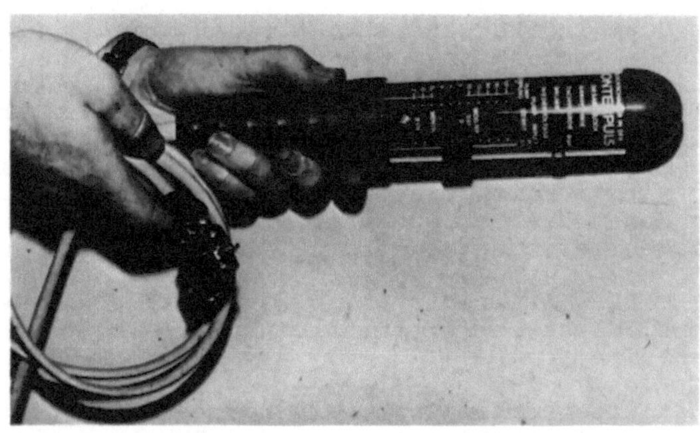

Abb. 3. Regler zur Bedienung der "mobilen" Ballonpumpe

Tabelle 1. Ergebnisse der Behandlung mit aortaler Gegenpulsation

Indikation	Pat.	Leben	Gest.	Mortal.	Pumpdauer (h)
Postoperatives Herzversagen					
a) nach Klappen	10	1	9	90%	44 (1 - 120)
b) nach AOC-Bypass	12	4	8	66%	33 (1 - 201)
Komplikationen bei koronarer Herzkrankheit					
a) Instabile Angina mit gestörter Ventrikelfkt.	5	5		0%	18 (6 - 27)
b) Drohender Infarktnachschub	2	2		0%	42 (36 - 48)
c) Unbeherrschbare Tachyarrhythmie nach HI					
d) Kardiogener Schock	18	3	15	83%	52 (1 - 280)
e) Risikopatienten bei koronarchir. Eingriffen	6	5	1	17%	32 (5 - 72)
	53	20	33	62%	37

KETTLER: Die Frage der Indikationsstellung muß sicherlich neu überdacht werden. Wir müssen oft Katecholamine geben, um überhaupt pumpen zu können. Unter einem Druck von 60 mmHg zeigt die Aortenkennlinie überhaupt nicht mehr auf, daß ein Volumen $delta_V/delta_T$ verschoben werden kann; d. h. letztlich, daß man die Indikation großzügiger stellen muß.

SPILLER: Herr KETTLER, Sie sprechen von erweiterter Indikation, können Sie das irgendwie definieren? Sie haben also zuerst 7 oder 8 Patienten hintereinander verloren und anschließend praktisch nur Erfolge gehabt. Woran liegt das? Wir haben bisher 8 Patienten mit der aortalen Gegenpulsation behandelt und die sind alle gestorben. Haben Sie die Indikationen geändert?

<u>KETTLER</u>: Unsere Hauptindikation ist jetzt der ständig zunehmende
Bedarf an Katecholaminen. Wenn man immer mehr steigende Dosen
an Dopamin und Arterenol braucht, dann können wir diesen Circulus vitiosus nicht mehr durchbrechen, und diese Patienten sind
auch trotz Gegenpulsation gestorben. Wenn man frühzeitig mit
der Pulsation beginnt, kann man sehr bald die Katecholamin-Dosis
reduzieren. Das ist wirklich frappierend. Natürlich gibt es auch
Situationen, in denen die Gegenpulsation als aussichtslos angesehen und nicht mehr eingesetzt wird.

<u>KREUZER</u>: Herr KETTLER, Sie setzen sich damit natürlich dem ganz
alten Vorwurf aus, diese Patienten hätten vielleicht doch überlebt, auch ohne Pumpe.

<u>KETTLER</u>: Zu den Kontraindikationen, die Herr SPILLER bereits an-
geschnitten hat, würde ich hinsichtlich der Rhythmusstörungen
etwas widersprechen. Wir haben durch den Einsatz der intraaortalen Ballonpumpe bei sehr vielen Patienten gerade eine Normalisierung des Rhythmus bekommen, was vorher medikamentös nicht
möglich war. Es waren wahrscheinlich Katecholamin-bedingte Extrasystolen, die durch die Reduzierung der Katecholamin-Dosis
verschwanden. Schwierigkeiten haben wir aber besonders bei schwerem Rechts-Herzversagen gehabt, da sind wir bisher therapeutisch
nicht zurechtgekommen.

Anaesthesiology and Resuscitation · Anaesthesiologie und Wiederbelebung
Anesthésiologie et Réanimation

Editors: R. Frey, F. Kern, O. Mayrhofer. Managing Editor: H. Bergmann

Eine Auswahl lieferbarer Bände:

1 Resuscitation. Controversial Aspects. Edited by Peter Safar. VII, 64 pages. DM 26,–. 1963

2 Hypnosis in Anaesthesiology. Edited by Jean Lassner. VIII, 51 Seiten. DM 24,–. 1964

5 Infusionsprobleme in der Chirurgie. Herausgegeben von U. F. Gruber. VIII, 108 Seiten. DM 14,–. 1968

6 Parenterale Ernährung. Herausgegeben von K. Lang, R. Frey und M. Halmágyi. X, 156 Seiten. DM 34,–. 1966

7 Grundlagen und Ergebnisse der Venendruckmessung zur Prüfung des zirkulierenden Blutvolumens. Von V. Feurstein. VIII, 37 Seiten. DM 19,–. 1965

11 Der Elektrolytstoffwechsel von Hirngewebe und seine Beeinflussung durch Narkotica. Von W. Klaus. VIII, 97 Seiten. DM 33,–. 1967

12 Sauerstoffversorgung und Säure-Basenhaushalt in tiefer Hypothermie. Von P. Lundsgaard-Hansen. VIII, 91 Seiten. DM 30,–. 1966

14 Die Technik der Lokalanaesthesie. Von H. Nolte. VIII, 53 Seiten. DM 14,–. 1966

15 Anaesthesie und Notfallmedizin. Herausgegeben von K. Hutschenreuter. XII, 286 Seiten. DM 78,–. 1966

16 Anaesthesiologische Probleme in der HNO-Heilkunde und Kieferchirurgie. Herausgegeben von K. Horatz und H. Kreuscher. VIII, 39 Seiten. DM 19,–. 1966

19 Örtliche Betäubung: Plexus brachialis. Von Sir Robert R. Macintosh und W. W. Mushin. VIII, 32 Seiten. DM 20,–. 1967

20 Anaesthesie in der Gefäß- und Herzchirurgie. Herausgegeben von O. H. Just und M. Zindler. XII, 209 Seiten. DM 64,–. 1967

21 Die Hirndurchblutung unter Neuroleptanaesthesie. Von H. Kreuscher. VIII, 85 Seiten. DM 33,–. 1967

22 Ateminsuffizienz. Von H. L'Allemand. VIII, 90 Seiten. DM 36,–. 1968

23 Die Geschichte der chirurgischen Anaesthesie. Von Thomas E. Keys. XVIII, 230 Seiten. DM 78,–. 1968

24 Ventilation und Atemtechnik bei Säuglingen und Kleinkindern unter Narkosebedingungen. Von J. Wawersik. X, 151 Seiten. DM 52,–. 1967

25 Morphinartige Analgetika und ihre Antagonisten. Von Francis F. Foldes, Mark Swerdlow, and Ephraim S. Siker. XXIII, 364 Seiten. DM 110,–. 1968

26 Örtliche Betäubung: Kopf und Hals. Von Sir Robert R. Macintosh und M. Ostlere. VIII, 124 Seiten. DM 67,–. 1968

27 Langzeitbeatmung. Herausgegeben von Ch. Lehmann. XIV, 91 Seiten. DM 39,–. 1968

28 Die Wiederbelebung der Atmung. Von H. Nolte. XII, 89 Seiten. DM 14,–. 1968

29 Kontrolle der Ventilation in der Neugeborenen- und Säuglingsanaesthesie. Von U. Henneberg. VII, 73 Seiten. DM 34,–. 1968

30 Hypoxie. Herausgegeben von R. Frey, M. Halmágyi, Karl Lang und G. Thews. X, 176 Seiten. DM 69,–. 1969

32 Örtliche Betäubung: Abdominal-Chirurgie. Von Sir Robert R. Macintosh und R. Bryce-Smith. XI, 73 Seiten. DM 62,–. 1968

33 Planung, Organisation und Einrichtung von Intensivbehandlungseinheiten am Krankenhaus. Herausgegeben von H. W. Opderbecke. X, 230 Seiten. DM 49,–. 1969

35 Die Störungen des Säure-Basen-Haushaltes. Herausgegeben von V. Feurstein. X, 149 Seiten. DM 56,–. 1969

36 Anaesthesie und Nierenfunktion. Herausgegeben von V. Feurstein. X, 142 Seiten. DM 53,–. 1969

37 Anaesthesie und Kohlenhydratstoffwechesl. Herausgegeben von V. Feurstein. VIII, 83 Seiten. DM 36,–. 1969

38 Respiratorbeatmung und Oberflächenspannung in der Lunge. Von H. Benzer. IX, 51 Seiten. DM 24,–. 1969

39 Die nasotracheale Intubation. Von M. Körner. XI, 94 Seiten. DM 43,–. 1969

41 Über das Verhalten von Ventilation, Gasaustausch und Kreislauf bei Patienten mit normalem und gestörtem Gasaustausch unter künstlicher Totraumvergrößerung. Von O. Giebel. VII, 74 Seiten. DM 26,–. 1969

43 Die Klinik des Wundstarrkrampfes im Lichte neuzeitlicher Behandlungsmethoden. Von K. Eyrich. VIII, 95 Seiten. DM 30,–. 1969

45 Vergiftungen. Erkennung, Verhütung und Behandlung. Herausgegeben von R. Frey, M. Halmágyi, K. Lang und P. Oettel. XX, 173 Seiten. DM 30,–. 1970

46 Veränderungen des Wasser- und Elektrolythaushaltes durch Osmotherapeutika. Von M. Halmágyi. XII, 77 Seiten. DM 30,–. 1970

48 Intensivtherapie bei Kreislaufversagen. Herausgegeben von S. Effert und K. Wiemers. IX, 108 Seiten. DM 43,–. 1970

50 Intensivtherapie beim septischen Schock. Herausgegeben von F. W. Ahnefeld und M. Halmágyi. IX, 103 Seiten. DM 44,–. 1970

51 Prämedikationseffekte auf Bronchialwiderstand und Atmung. Von L. Stöcker. VII, 46 Seiten. DM 26,–. 1971

52 Die Bedeutung der adrenergen Blockade für den haemorrhagischen Schock. Von G. Zierott. VIII, 115 Seiten. DM 62,–. 1971

53 Nomogramme zum Säure-Basen-Status des Blutes

und zum Atemgastransport. Herausgegeben von G. Thews. XI, 134 Seiten. DM 48,–. 1971

56 Anaesthesie bei Eingriffen an endokrinen Organen und bei Herzrhythmusstörungen. Herausgegeben von K. Hutschenreuter und M. Zindler. XII, 223 Seiten. DM 47,–. 1972

58 Stoffwechsel. Pathophysiologische Grundlagen der Intensivtherapie. Herausgegeben von K. Lang, R. Frey und M. Halmágyi. X, 142 Seiten. DM 59,–. 1972

59 Anaesthesia Equipment. By P. Schreiber. XII, 219 pages. DM 59,–. 1972

60 Homoiostase. Wiederherstellung und Aufrechterhaltung. Herausgegeben von F. W. Ahnefeld und M. Halmágyi. XI, 192 Seiten. DM 83,–. 1972

61 Essays on Future Trends in Anaesthesia. By A. Boba. X, 93 pages. DM 36,–. 1972

62 Respiratorischer Flüssigkeits- und Wärmeverlust des Säuglings und Kleinkindes bei künstlicher Beatmung. Von W. Dick. VIII, 69 Seiten. DM 40,–. 1972

64 Sauerstoffüberdruckbehandlung. Probleme und Anwendung. Herausgegeben von I. Podlesch. IX, 97 Seiten. DM 47,–. 1972

65 Der Wasser- und Elektrolythaushalt des Kranken. Von H. Baur. XI, 221 Seiten. DM 59,–. 1972

66 Überlebens- und Wiederbelebungszeit des Herzens. Von P. G. Spieckermann. IX, 116 Seiten. DM 47,–. 1972

67 Sauerstoffbedarf und Sauerstoffversorgung des Herzens in Narkose. Von D. Kettler. VIII, 53 Seiten. DM 30,–. 1973

68 Anaesthesie mit Gamma-Hydroxibuttersäure. Herausgegeben von W. Bushart und P. Rittmeyer. IX, 93 Seiten. DM 30,–. 1973

70 Die Sekretionsleistung des Nebennierenmarks unter dem Einfluß von Narkotica und Muskelrelaxantien. Von M. Göthert. VIII, 89 Seiten. DM 36,–. 1972

71 Anaesthesie und Wiederbelebung bei Säuglingen und Kleinkindern. Herausgegeben von F. W. Ahnefeld und M. Halmágyi. IX, 83 Seiten. DM 40,–. 1973

72 Therapie lebensbedrohlicher Zustände bei Säuglingen und Kleinkindern. Herausgegeben von R. Frey, M. Halmágyi und K. Lang. IX, 136 Seiten. DM 69,–. 1973

73 Diagnostische und therapeutische Nervenblockaden. Herausgegeben von R. Frey, M. Halmágyi und H. Nolte. IX, 67 Seiten. DM 36,–. 1973

75 Anesthetic Management of Endocrine Disease. By T. Oyama. IX, 220 pages. DM 65,–. 1973

77 Herzrhythmus und Anaesthesie. Herausgegeben von H. Nolte und J. Wurster. IX, 55 Seiten. DM 30,–. 1973

78 Biotelemetrie. Angewandte biomedizinische Technik. Von H. Hutten. VII, 70 Seiten. DM 39,–. 1973

79 Coronardurchblutung und Energieumsatz des menschlichen Herzens unter verschiedenen Anaesthetica. Von H. Sonntag. VIII, 56 Seiten. DM 36,–. 1973

80 Anaesthesie. Atmung – Kreislauf. Herausgegeben von M. Gemperle, G. Hossli und B. Tschirren. XIII, 278 Seiten. DM 58,–. 1974

81 Stoffwechselwirkungen von Trometamol. Von H. Helwig. VIII, 96 Seiten. DM 36,–. 1974

82 Engström-Respirator. Herausgegeben von G. Kalff und P. Herzog. X, 105 Seiten. DM 38,–. 1974

84 Ethrane. Edited by P. Lawin und R. Beer in cooperation with E. Wiethoff. XIII, 389 pages. DM 64,–. 1974

85 Blutersatz durch stromafreie Hämoglobinlösung. Von J. M. Unseld. VIII, 90 Seiten. DM 32,–. 1974

86 Intensivtherapie im Alter. Herausgegeben von K. Lang, R. Frey und M. Halmágyi. X, 121 Seiten. DM 32,–. 1974

95 Mobile Intensive Care Units. Edited by R. Frey, E. Nagel and P. Safar. XV, 271 pages. DM 48,–. 1976

97 Die Alkoholvergiftung. Herausgegeben von R. Frey. IX, 75 Seiten. DM 28,–. 1976

98 Intraaortale Ballongegenpulsation. Von E. R. de Vivie. X, 96 Seiten. DM 28,–. 1976

99 Inhalationsanaesthesie mit Ethrane. Herausgegeben von J. B. Brückner. XII, 254 Seiten. DM 48,–. 1976

101 Myokarddurchblutung und Stoffwechselparameter im arteriellen Blut bei Hämodilutionsperfusion. Von D. Regensburger. VII, 75 Seiten. DM 36,–. 1976

102 Coronarinsuffizienz, Pathophysiologie und Anaesthesieprobleme bei der Coronarchirurgie. Herausgegeben von M. Zindler und R. Purschke. XIII, 166 Seiten. DM 48,–. 1977

103 Fettemulsionen in der parenteralen Ernährung. Herausgegeben von A. Wretlind, R. Frey, K. Eyrich und H. Makowski. X, 222 Seiten. DM 48,–. 1977

104 Die akute normovolämische Hämodilution in klinischer Anwendung. Von A. J. Coburg. XI, 89 Seiten. DM 28,–. 1977

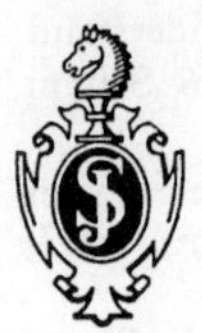

Preisänderungen vorbehalten

Springer-Verlag Berlin Heidelberg New York